摂食障害の語り

〈回復〉の臨床社会学

中村 英代

"Recovery" from Eating Disorders:
Narrative Based Clinical Sociology

Hideyo Nakamura

新曜社

目　次

装幀　大橋一毅（ＤＫ）

まえがき

「人々は摂食障害からどのように回復しているのか」。

こうした問いとICレコーダーを持って、私は回復した人々に話を聴いてまわった。18名の回復者たちだ。本書は、それらをまとめたものだ。

拒食、過食、嘔吐などは、現在「摂食障害」として総称されている。一九八〇年代以降は、特に過食症の増加が指摘され、女子高生・女子大生の約50人に1人が過食症だと推定する調査報告もある。

世界中の臨床現場で治療方法が探究され続け、学問の世界では調査研究が蓄積された。テレビや雑誌では、拒食や過食がセンセーショナルに報道される。「過食症」や「拒食症」のストーリーが、マスメディアやインターネットを通じて消費されていく。摂食障害については、本当に、たくさんのことが語られ、たくさんの議論がなされてきたのだ。

でも、苦しい時はどうしたらいいんだろう。どうすれば回復できるんだろう。ほかのみんなはどうしているんだろう。

摂食障害になっても、多くの人々がそこから回復している。だからこの社会には、回復者はたくさん存在している。けれども、彼／彼女らの回復の経験は、いまでもあまり知られていない。過食や嘔吐で苦しんでいる人々は多いのに、回復の方法はあまりよくわかっていない。うまく伝わってこない。回復をめぐるストーリーはあまりにも乏しい。

人々を拒食や過食に追いやっていくこの社会で、いったい回復者たちは、どのように回復しているのか。これが本書の基本となっている問いである。シンプルな問いだ。では、なぜこの問いをあえて問うのか。それは、私もかつて摂食障害だったからだ。

回復者たちからは、さまざまな人生の物語を聴くことができた。それらの物語は、摂食障害についての、これまでの私たちの思い込みをくつがえすものだった。そして何より、回復のための新しい実践を示してくれた。

過食や拒食は、私たちが日々感じている焦りや不安にとても近いところで生じている。私たちがみな逃れがたく感じている社会の価値観と深い関係がある。私たちの身体との関わり方の延長にある。だから、回復者の語りに耳を傾けることで、私たち自身の状況が見えてくるのではないか。身体との礼節あるつきあい方が見えてくるのではないか。そして、私たちが生きているこの社会に存在する良きものも見えてくるはずだ。

＊

本書を書き進めていく上で、私が読者として意識してきた存在は、社会学、心理学、医学領域等の研究者、医師やカウンセラー、社会福祉士や教員といった臨床家である。同時に、私が頭のなかでつねに意識していたのは、いま摂食障害で苦しんでいる人たちである。ここには、過食と嘔吐で苦しんでいた一〇代の私も含まれている。

私は、中学二年生から、二〇歳になる直前までの約六年間、「摂食障害」と呼ばれうる状態にあった。一九九〇年代前半のことだ。

体重が増えることはあまりいいことではない。小学生の時、私はすでにこうしたことを知っていた。小学校の高学年にもなれば、そんなことはみんなが知ってる。けれども、知っていることと、実行に移すことにはまだまだ距離があった。そんな私が実際にダイエットを始めたのは、中学一年生の終わりだった。特に痩せたかったわけではない。いつも行く書店で、たまたまダイエットの本を見つけ、何気なくダイエットを始めた。すると成果は驚くほどで、中学一年の終わりに50キロ前後あった体重は、夏には45キロ、秋には40キロまで減った。半年ほどで10キロ近くも痩せたことになる。

しかし、せっかく減った体重はじわりじわりと増え中学校を卒業する頃には、すっかり元に戻ってしまっていた。食事を極力減らしているつもりなのに前のようには痩せない。むしろ少し食べれば体重はすぐ増える。体重や食欲をコントロールできなくなったことに対するいらだちは強烈だった。そんな高校入学前後のある日、喉に指を入れ、食べた物をゴミ箱に吐いてみた。

過食・嘔吐が習慣化するまでは、わずか数ヵ月しかかからず、夏休み前には、すでに過食・嘔吐から逃れがたくなっていた。治さなければという思いから、駅前の大きな書店に行くと、巻末に医療施設リストのある小さな本が見つかった。これを手掛かりに、さっそく夏休み中に二つの病院を受診した。だが、どうすれば治るのかという情報を得ることはできず、むしろ、医師たちのその時その時の発言に混乱していくばかりだった。それでも、過食や嘔吐の苦しさから逃れたい、治って普通に暮らしたいという思いは強く、治療を求めてあちこちの病院を渡り歩いては、過食を止める方法がわからずに絶望していた。回復に向けて熱心に動けば動くほど、同世代の友人たちが暮らす普通の生活から、どんどん落ちこぼれていった。事態はますます悪化していった。

そんな一〇代後半の寒い冬の日の午後、私は、ある巨大な病院のグラウンドの片隅にあるベンチにひとりで座っていた。病院での治療は、数分の診察の後、自分のどの部分にどのように効くか一切わからない薬をもらうだけで、希望も展望も見い出せないものだった。だが、ほかに手だてがない以上、先の見えない治療への努力を続けていくしかない。その日は曇り空で、アルコール病棟のソフトボールの試合もなく、広いグラウンドには誰もいなかった。その時、「月に行けるほど科学は発達しているのに、どこの病院も、どの医者も、なぜ私の病気を治すことができないのだろう」と思ったことを、いまでもよく憶えている。

自分の過食がどこからやってきて、それをどうしていけばいいのかが、わからなかった。過食や嘔吐がいったいどういう性質の問題なのか、わからなかった。そして、この生活から、この苦しさからなんとか抜け出したいという思いだけが、空回りしていた。

＊

こうして一六歳から一九歳までの四年間に、精神科医や臨床心理士による治療を経験したが、回復にはつながらなかった。しかし、二〇歳になる少し前に、社会生活や人間関係のなかで回復の契機をつかむことができた。二〇歳の夏には、ダイエットもせず、すっかり普通の食事ができるようになっていた。

回復した私は、社会学という学問を専攻するようになった。摂食障害の経験は遠ざかりたい過去だったから、それを研究対象にする気などなかったのだが、一〇代の自分に起こったことから私は大きな影響を受けていたし、何事もなかったかのように通り過ぎることは難しかった。そして結局、迂回し、逡巡しながらも、社会学を経由して摂食障害と向き合うことになった。

こうした経緯で、回復している人々に話を聴いてまわり、回復についての考察を立ち上げていく作業に取り組み始めた。調査を始める段階では、私自身が、自分の経験をまるで整理できていなかった。いまでは数百人の前でも、過食や嘔吐の経験を笑って語れる。機会をいただければ、公的な場でもできるだけ摂食障害の経験を語るようにしている。けれども当時は、自分が摂食障害だったことを人に言うのには大変な抵抗があった（時がたち、私も自分の経験を語れるようになったが、自分が経験者であることをこうして活字にすることは、いまなお喜ばしい作業では全然ない。もちろん、だからこそ書いているという側面もあるのだけれど）。

いずれにしても、そんな状態で調査はスタートした。

インタビュー調査の時間は、インタビュー対象者たちと一緒になって摂食障害について考える時間だった。そして、過食や嘔吐自体からくる苦しさだけでなく、摂食障害である／であったこと自体が個人に苦しみをもたらしてしまう場のようなものの存在や、そうした経験がもつ肯定的な意味のようなものにも、気がつくようになっていった。

どのような経験も、言語化できる部分はごくわずかしかない。他者に向けて語りたくないことはたくさんあるし、言葉で表現すること自体が難しい出来事や思いはとても多い。生きられた経験と語られうる言語の間には、大きな隔たりがある。社会学の言葉も、ほかの学問分野の言葉と同様に、不完全なものでしかない。だから、本書のような調査研究で迫ることができる世界は、非常に限定されている。学問が切り取ってみせることのできる世界は、あまりにも限られている。

本書は、こうした前提からスタートしたい。

しかし同時に、それがたとえ不完全なものであるにせよ、言語にすることによって輪郭が与えられ、輪郭が与えられることで解放される世界もまたある。そもそも社会学とは、徹底的に言語を疑いながらも、手持ちの言語で何かを可視化させ、自由と解放へと希望をつなぐ試みともいえるのではないか。そして、摂食障害に関しては、社会学の手法と言語を通じてしか迫ることができない世界が確かにあったと思う。私は、本書を通じて、そうした世界の一端を、摂食障害に関わる多くの方たちと共有できればと願う。

なお、本書の元になっている原稿は、学術研究として書かれたものだ。そのため、いま摂食障害で苦しんでいる人々にとっては、読みにくい側面もあるかと思う。しかし、回復者たちの語りだけでも追いかけていただければ、そこには自分も共感できるストーリーを、ぴたっとくるヴォイスを発見できるかもしれない。あるいは、怒りがこみあげてくるかもしれない。恥ずかしさに襲われるかもしれない。いずれにしても、語り手と読者の間に相互作用が生まれ、相互作用が生まれたところからは、何かが必ず動き出す。

*

本書は、全8章からなる。

序章では、本書の課題と調査の概要を述べる。

第1章では、これまでの摂食障害の語られ方を整理する。

第2章では、発症過程を見ていく。また、痩せ願望、コントロール欲求、過食衝動などについて再考する。

第3章では、維持過程を見ていく。また、摂食障害者の特徴とされてきた低い自己評価について再考する。

第4章では、18名の回復者の語りをひとつひとつ追いながら、〈回復〉過程を見ていく。

第5章では、1名の回復者の事例を詳しく取り上げることで、発症から回復までのプロセスを追う。ここでは、専門家の介入や摂食障害をめぐる情報が、症状や回復に与えている影響を考察する。

第6章では、回復者自身が、摂食障害をどのように分析しているのかを、摂食障害の経験者が書いた回復体験記に基づいて考察する。

そして、終章では、摂食障害とそこからの〈回復〉について社会学的に考察しつつ、本書の知見をまとめる。

序章　回復者の語りを聴くこと

「摂食障害って本当に治るのかってすごい不安があったんですよね。で、それが実際治った人、回復した人に出会って、治るかもしれないっていう希望が出てきたんで、私だって治るかもしれないっていう希望が」（Aさんの語り）

1　摂食障害とは

一九八〇年代後半以降、「拒食症」や「過食症」、「摂食障害」といった言葉は、マスメディアでも頻繁に取り上げられるようになり、二一世紀を迎えた現在これらの言葉は社会に浸透してきた感がある。とはいえ、その実態はそれほど理解されていない。多くの人々にとって、いまなお「摂食障害」は未知のものではないだろうか。そこでまず、「摂食障害」についての基本的な事柄を確認しておきたい。

過度なダイエット、拒食、過食や過食後の嘔吐、下剤の乱用などを中心とした食をめぐるトラブルは、一般的には「拒食症」、「過食症」と呼ばれ、「摂食障害」（Eating Disorders）として総称されている。国際的な診断基準も設けられており、米国精神医学会の診断手引きでは、一九八〇年に発表されたＤＳＭ

－III以降、拒食状態には"Anorexia Nervosa"（神経性無食欲症・神経性食欲不振症・思春期やせ症）、過食状態には"Bulimia Nervosa"（神経性大食症・神経性過食症）という診断名が与えられている(1)。世界保健機関（ＷＨＯ）の国際疾病分類ＩＣＤ－10では、"Eating Disorders"（摂食障害）は"Anorexia Nervosa"（神経性無食欲症）、"Bulimia Nervosa"（神経性大食症）ほか、全部で8項目に分けられている(2)。

英語の読み方をあてはめて、拒食症を「アノレクシア」、過食症を「ブリミア」と呼ぶこともある。拒食、過食、嘔吐は、さまざまな身体疾患を併発するとともに、抑うつ感を含むさまざまな心理的な苦しさが伴う。学業や就業の中断といった社会的な損失にも結びつきやすい。そして、見過ごすことができないのが死亡率の高さだ。たくさんの人々が摂食障害である期間に命を失ってきた(3)。

拒食や過食が注目され、その急激な増加が指摘されるようになったのは、第二次世界大戦以後である(4)。アメリカや西欧諸国では、拒食症は一九七〇年代に、過食症は一九八〇年代に広く知られるようになり、摂食障害は欧米の「文化症候群」(culture-bound syndrome）とも呼ばれた（Banks 1992; Prince 1983,1985; Swartz 1985 など）。その後、一九九〇年代には、欧米文化は世界中に波及し、アジア、アフリカ、ラテンアメリカなど世界中の国々で拒食や過食が問題にされるようになっていった。

日本は、欧米とほぼ並んで、七〇年代に拒食症が、八〇年代に過食症が広く知られるようになった。そして日本は、欧米以外の地域で、欧米と同時期に摂食障害が知られるようになった唯一の国だ（Nasser et al. 2001: 5）。一九八一年に、摂食障害は厚生省から難病（特定疾患）の指定を受け、中枢性摂食障害調査研究班が設けられた。調査は現在も継続されている。二〇〇五年には、日本摂食障害学会が設立された。

日本国内でも、摂食障害の増加は指摘され続けてきた。発症率や有病率を正確に把握することは不可能だが、国内のいくつかの調査から、近年の日本の状況の一端を把握することができる。

中・高・大学生の男女6321人を対象とした二〇〇二年の実態調査において、推定した摂食障害の頻度は次のように報告されている。女子中学生の約200人に1人が拒食症、約300人に1人が過食症、女子高校生の約500人に1人が拒食症、約50人に1人が過食症、女子大生の約250人に1人が拒食症、約50人に1人が過食症。男子中学生の約300人に1人が拒食症、男子高校生の約300人に一人が過食症であったという。一九九二年の調査と比較して、10年間で、女子高校生の拒食症は約2倍、過食症は約5倍に増加したと報告された（中井 2004; 中井・佐藤・田村ほか 2003, 2004）。

調査データ以外にも、生活経験に即して見てみると、たとえば、私が大学で摂食障害の講義をすると、自分は過食や嘔吐をしている、かつてしていたと伝えてくる学生がすべてのクラスに必ずいる。友人が拒食や過食をしている、かつてしていたという学生となると、その数は、もっと多い。

これだけの女性や若者たちが、過食や嘔吐を経験していると、摂食障害はもはや特別な個人が陥る個人病理とはいえず、社会的な広がりをもつ社会現象として浮かび上がってくる。そして現在、実践的な回復支援をこの社会にどう実現していくかが問われている。

2　回復への着目

摂食障害へのアプローチの主流は、精神医学や臨床心理学の領域にある。こうした領域では「患者をどのように治すか」をめぐって、治療者の視点から研究、実践が進められてきた。しかし、いまなお、唯一特効的な治療法はない。精神療法、家族療法、対人関係療法、集団療法、認知行動療法、薬物療法、経鼻腔栄養、高カロリー輸液、その他の種々の療法が行われるのが現状で、標準的な治療法は確立されていない。それぞれの専門的立場から治療が行われ、摂食障害の治療として一貫性を欠く場合が多いという（切池編 2003: 1）(5)。

他方で、治療を経験することなく社会生活のなかで回復している人たちも多い。そもそも、どのような病いも、その悪化も治癒も、医療の世界の中だけで展開するのではない。病いは、人々の日々の生活世界とともにあり、そこでたえず姿を変えていくものだ。したがって、摂食障害からの回復を明らかにするために、「治し方」だけを追い求めるのではなく、人々の生活世界での回復という経験、すなわち「治り方」にも着目していくことは有効なアプローチだろう。

「治し方」の議論が蓄積される半面、「治り方」に焦点を当てた調査や研究は、国内外を問わず、これまでほとんど行われてこなかった。そこで本書では、人々は摂食障害からどのように回復するのかを問いたい。そしてこうした課題を設定する前に、次の二つの点を確認しておきたい。

第一に、回復とはどのような状態を指すのか。

回復の評価基準は、医療の領域ではいくつか開発されている(6)。日本のある調査研究では、体格指数ＢＭＩ〔体重（キロ）÷身長（メートル）÷身長（メートル）〕が17・51ｋｇ／m^2以上で、月経があり、食行動異常、身体像異常、行動の障害がともになく、対人関係、社会関係がともに良好な状態を三ヵ月以上継続した場合が、「正常」あるいは「回復」と定義される（中井・濱垣・石坂ほか 2001; 中井・成尾・鈴木ほか 2004)。

医療領域では、いくつかの指標によって回復が定義づけられているが、そもそも回復の定義自体が難しく、さまざまな評価の仕方が生み出されてきた。

では、回復者たち自身は、どのような状態を〝回復〟ととらえているのだろうか。「私は回復しています」と言う時、彼らは何をもって回復と見なしているのか。回復のとらえ方は、多様かつ個人差があるはずで、医学的な定義に必ずしも回収しきれるものではない。つまり、外側から定義される回復とは別に、本人たちが意味づける〈回復〉もまたあるはずだ。そこで本書では、当事者が語る回復に〈回復〉として括弧をつけることで、医学的な定義での回復とは区別したい。そして本書の主眼を、当事者たちにとっての〈回復〉をとらえることにおきたい。

第二に、回復とは目指されるべき状態なのか。

近年は、個々人のさまざまな「生きづらさ」をめぐって、「回復しなくてもいいじゃないか」、「生きづらくてもいいじゃないか」という言説が社会的に普及してきた感がある。さらに、回復を良き状態と素朴に想定する立場に対して「反（アンチ）回復」という動きも生じており、摂食障害の領域でも、回復を望まない人々のネットワークが形成されている。たとえば、インターネット上には、回復を望まない当事者たちのアンチ・リカバリー・サイトAnagrrlがある。ここでは、回復は目的にされない。危険な状況を回避しながら、いわば安全に拒食や過食を続けていくことが目的とされ、そのための知恵が共有される(7)。拒食症的な行動を、困難な生を生きていくための支えと考え、ライフスタイルとして受け入れているのだ。

回復を良き状態、目指すべき状態として安易に想定することは、治療を強いたり、この社会への適応を強いたりといった抑圧的な効果を生む。こうした意味では、回復すること自体に素朴な価値をおくことはできない。しかし、「回復することもできるけど、回復しなくてもいい」というスタンスと、ただ単に「回復しなくてもいい」と言い放つスタンスはずいぶんと違うだろう。回復するための方法を提示しないままに、「回復しなくてもいい」と言ったところで、回復を切実に求める人々への助けにはならない。回復への疎外（回復を強いること）もよくないが、回復からの疎外（回復を目指すことなく、摂食障害という状態やそれによって生じる社会的損失を個人に受け入れさせること）も、臨床領域では問題として生じているのだ。

さまざまな回復方法が提示され、かつ、それらがいま苦しむ人にとって実践可能になった場合、「回復しなくてもいい」という言葉はひとつの選択肢として成立するし、こうした選択肢は苦しむ人にとって支えになっていくだろう。そして本書では、回復しなくてもいいが、回復することもできる、そんなたくさんの可能性を提示することを目指したい。そのためにも、まずは〈回復〉を明らかにする必要がある。

以上のことから、本書では**「人々は摂食障害からどのように〈回復〉しているのか」**という問いを立て、回復者の視点から、摂食障害とそこからの〈回復〉について考察していくことを課題とする。

3　語りへの着目

本書では、質的調査という手法を用いて摂食障害にアプローチしたが、本書で、経験者の「語り」に着目した背景を述べておきたい。

医療をめぐる領域では、病理学的概念である「疾患」（disease）に対して、文化的概念である「病い」（illness）が注目されるようになって久しい。A・クラインマンの言葉で説明すると、「疾患」とは「治療者が病いを障害の理論に特有の表現で作り直す際に生み出されるもの」（Kleinman 1988=1996: 6）で、治療者の視点から見た問題である。他方で、「病い」とは患うことの経験であり、「病者やその家族メンバーや、あるいはより広い社会的ネットワークの人びとが、どのように症状や能力低下（disability）を認識し、それとともに生活し、それらに反応するのかということを示すもの」（Kleinman 1988=1996: 4）である。

治療者の認識する「疾患」と、患者の主観的経験に基づく「病い」の間の隔たりへの問題意識から、次第に両者の区分が意識されるようになっていった（Eisenberg 1977; Freidson 1970=1992）。近代医療システムの下では疾患概念が支配的であり、患者たちが疾病をどのようなものとして経験しているかという「病いの語り」（illness narative）や「病む人自身の経験」（lay experiences）は見過ごされがちだったからだ。こうして、医療社会学や医療人類学の領域では、「病いの経験」を重視するという立場から、病いやトラブルの経験者、その家族を対象とした質的調査が蓄積されていった。そして現在、人々の経験を聴き取ることに広く関心が向けられるようになり、医療や臨床、福祉の領域で質的研究への関心が高まっている(8)。

さらに九〇年代以降、人文社会科学の領域で、ナラティヴ・ターン（物語論的転回）が指摘されるようになった。これを経て、人々は物語や言語を通じて世界を認識しているのであって、私たちのリアリティは、物語や言語を通じて構成されるという考え方が展開された。日本の社会学の領域では、野口裕二（1996, 2002, 2005）が、臨床社会学の領域に、ナラティヴという概念を精力的に取り込んできた(9)。

文化心理学者のJ・ブルーナーは、思考には二つの様式が存在し、それらは経験を整序し現実を構築する特徴的な仕方をもたらしていると述べる。この二つの思考様式のひとつが「論理科学モード」（logico-scientific mode）で、もうひとつが「ナラティヴ・モード」（narrative mode）だ。

論理科学モードとは、「一般的な諸原因とそれらの立証とを扱っており、証明可能な指示的意味を確実なものにし、経験的真理を吟味するのに諸手続きを利用する。その言語は、一貫性と無矛盾性という必要条件によって規制されている」（Bruner 1986=1998: 19）という。他方で、ナラティヴ・モードは次のように説明される。

「みごとなストーリー、人の心をひきつけるドラマ、信ずるに足る（かならずしも『真実』ではないとしても）歴史的説明などをもたらす。それは人間の、ないしは人間風の意図および行為、そしてそれらの成りゆきを示す変転や帰結を問題にする。それは、時間を超越した奇跡を経験の個別例へと翻訳し、その経験を時間と場所のなかに位置づけようと骨を折る」（Bruner 1986=1998: 19-20）。

ブルーナーは、これら二つの思考様式は相補的ではあっても互いに還元することはできず、「一方の様式を他方へ還元しようとしたり、事を全部一方に負担させておいて他方を無視しようとしたりする試みは、必ずや思考の豊かな多様性を捉えそこなうことになる」（Bruner 1986=1998: 16）と述べる。こうして、科学の領域ではもっぱら論理科学モードのみが用いられてきたと考えたブルーナーは、ナラティヴ・モードの重要性を指摘した。

人間の営みには、近代科学でとらえきれない世界、計量的な調査からはこぼれ落ちてしまう経験、理論に収まりきれない豊かさがある。私たちがまさに生きている人間世界にアプローチする手法として、人文社会科学の領域で、人々の語りに注目が集まるようになってきたのだ。

私もまた、回復者の語りを聴き、人々にまさに生きられた〈回復〉について知ることからこの研究を開始した。

4　調査者のポジショナリティ

4・1　調査者の経験

近年、質的研究の領域では、インタビューとは、インタビューをする者とされる者の相互作用による共同構築物であるという認識が共有されるようになり、対象者だけではなく、調査者側の属性についても問われるようになってきた。また、調査依頼やインタビュー時のやりとりなどに限らず、問題意識の形成や視座の選択に至るまで、調査のすべての過程は、調査者の経験や価値観からの影響をまぬがれえない。そこで、ここでは調査者側の経験を見ていきたい。

これまでも、摂食障害の経験者の多くが研究や臨床に携わってきた。たとえばG・ロスは、自らの体験をもとに、摂食障害とそこからの解放についての著作を書き続けている（Roth〔1984〕1993=2000, 1991=1996）。また、研究者自身が、自らの摂食障害の経験を自己エスノグラフィーという研究法で論文化したものもある（Kiesinger 1998a, 1998b; Tillmann-Healy 1996）(10)。

摂食障害の経験者といっても、個々人の経験は多様であり、ひと括りにすることはできない。オーストラリアで摂食障害の質的調査を行った社会学者のC・ガレットの著書には、彼女自身の経験も記述されている（Garrett 1998）。ガレットが抱えていた問題は拒食だった。そして、彼女が拒食症だったのは一九六〇年代後半で、過食症が社会的に知られる前の時代である。

国内では、社会学者の野村佳絵子が、論文のなかで「『摂食障害からの回復を求める』筆者」（野村 2005a: 35）として、自ら当事者であることを語っている。野村は摂食障害のセルフヘルプ・グループを自ら主催し、そうした活動に着目した研究を行ってきた（野村 2003, 2005b）。近年、セルフヘルプ・グループでの活動や摂食障害の経験を著書としてまとめている（野村 2008）。

他方、私の問題は、過食と嘔吐だった。摂食障害のセルフヘルプ・グループに参加した経験もない。当時は、インターネットがまだなかったため、ネット上でほかの摂食障害者と出会うという経験もない。私が問題を抱えていた一九九〇年代前半には、「過食症」や「拒食症」といった言葉は、現在ほど知られてはいなかった。

個人の経験が研究にも影響していると考えれば、調査者側の多様性は、摂食障害研究の多様性にもつながっていく意義ある違いといえよう。

では、調査者が当事者であること、いわゆる当事者研究はどう評価されているのか。そして、本書ではこれをどう考えていくか。

4・2　当事者研究

調査者・研究者が当事者であることに関しては、障害学やフェミニズムの領域で研究が蓄積されている。そこでは、ひとりの個人が当事者であり、かつ、研究者であることの分裂と葛藤を含めて、さまざまな議論が展開されてきた。だが、「ある文化的バックグラウンドの特質を部分的にでも共有するフェミニズム研究者が、そのバックグラウンドのおかげで、その文化における女性の知識に完全に接近できるだろうという考えは疑わしい」(Denzin & Lincoln eds. 2000=2006a: 206) ということも認識されている。つまり、経験者は未経験者よりも、ある現象をよりよく理解できるはずだという素朴な考え方は、研究の世界ではしりぞけられているといえるだろう。

また、トラウマ的な経験における研究者の位置と当事者研究について、精神科医の宮地尚子が、秀逸な考察を展開している (宮地 2007)。ここでは、宮地による当事者研究について二つの点を紹介しておきたい。それは、当事者が研究者として語ることの困難さと、研究者が自らも当事者であると語ることに伴う困難さである。

宮地も指摘するように、当事者が研究者として語る場合、当事者としての経験と学問的な言語能力を兼ね備えているのだから雄弁に語れるはずだ。しかし、そうとは限らないと宮地は述べる。これまで専門家に治療され分析される対象であった当事者から、自らの問題を研究し、新たな知を生み出していく存在になる。確かにここには解放がある。だが、あるのは解放だけではない。

「最初の解放感や高揚感の後には、長い混乱と窒息感の時期がやってくるかもしれない。特に『専門家に対抗したような研究』をめざし、自分自身が専門家になると決めた当事者は、学問という枠そのものの窮屈さや抑圧性、学問の『場』のもつ排他性に気づかされる。そして、どのように『跳躍』するのか、どこに最終的に身を落ち着けるのか、といった難しい選択に自分自身が引き裂かれそうになる」(宮地 2007: 183)。

当事者が研究者として語ろうとする場合、こうした種類の困難があるのだ。

他方で、研究者が自らの当事者性を公にすることにも困難が伴う。

「当事者研究という括り方には限界もある。それは、当事者であると名乗る(カムアウトする)ことが前提となっており、そのためには自分が当事者であることを受け入れ、引き受け、できれば愛することまで必要になるからだ。(中略)一般論としては、その人の抱えるトラウマが個別散発的なものであり深いものであればあるほど、当事者として名乗ることには困難が伴う」(宮地 2007: 210)。

こうした困難さから、宮地は「かくれ当事者研究」の存在を指摘する。自らが当事者であることを名乗らない研究、計量的研究、対象と距離をとる研究が、実は当事者によってなされていることもある。当事者研究には独自の可能性があるし、優れた当事者研究は多様な領域で蓄積されている。しかし、当事者だからといって雄弁に語れるわけでもないし、何が当事者研究かについて、実際は私たちに伝えられないことが多い。

このように見てくると、明示的な意味で当事者研究ということ自体は、研究のひとつの要素にすぎないのであり、それを理由に貶められたり、差別を受けたりすることがあってはならないように、不当に高く評価されるべきでもないといえるだろう。

本書では、そもそも、ある現象をよりよく理解できる特権的なポジションなどないと考えたい。経験者であるか否か、専門家であるか否かなどのポジションによって、ある現象の解釈の度合いやその解釈の優劣が決まるのではない。それでも私はなお、個人の経験やポジションがどこにあるかは、研究や臨床を進めていく上で、大変大きな意味をもっていると考える。というのは、個人の経験やポジションは、ある個人がある現象をどう眼差すかに非常に大きな影響を与えるからだ。

それはたとえば、臨床心理学者は摂食障害を「心」の問題として語り、家族療法家は「家族」の問題として語り、フェミニストは女性を抑圧する「社会」の問題として摂食障害を語りがちだ、ということだ。専門家は専門領域から、回復者は回復した場所から、いま苦しんでいる人は苦しみのただなかで、摂食障害について語る（この点については、本書の第6章でも取り上げる）。

自分の立場以外のところから何かについて語ることは、多くの場合、私たちにとって困難なことだ。私たちはみな多かれ少なかれ、物事を眼差す際に、何かを理解する際に、自分の立場に拘束されている。しかも、自分が自分のポジションに拘束されていることに気づけなかったり、自分のポジションを批判されると必要以上に感情的になったりもする存在なのだ。

こうしてさまざまな立場から提示されるいずれの解釈も、数ある摂食障害理解のうちのひとつでしかない。だからこそ、月並みな言い方にはなるが、いろいろな立場の人がそれぞれの得意とする視座に立ち、自分たちの見えている世界を持ちよって相互に学び合うことが、摂食障害の理解を助けるのだと思う。自らの主張の正しさや何らかの特権をめぐって競い合うのではなく、摂食障害という問題の解消に向けて協力体制を形成することこそが大切だと私は考える。多様な人々による協力体制においては、個々人の経験や専門領域の違いは相互批判というかたちを取らず、学び合いと協力という生産的な方向へと差し向けられていくはずだ。

協力体制などと口で言うのは簡単だし、字面を読んでいる分には、多くの人も同調してくれそうだ。だが、実際に実践されるかどうかとなると、そこには大きな困難がある。私たちは自らの主張や立場に固執しがちで、容易に他者批判と自己防衛に流れてしまうからだ。自分と異なる立場の人は全く違う眼差しで現象をとらえているかもしれない、自分には見えていない世界があるはずだ、だからこそ他者から学び続けよう。そんな姿勢は、個々人の意識的な努力や想像力によって初めて保たれるのだろう。

ここで改めて私のポジションを明確にしておくと、私個人の摂食障害をめぐる経験は、本研究をスタートさせる圧倒的な動機になっている。そして、本書で着目した論点や考察にもおおいに関与している。

本書は、私が摂食障害の——特に過食・嘔吐の経験者だからこそ書かれたものだ。しかし、過食や嘔吐をしていた頃は、もちろん自らのことを語る語彙をもたなかったし、語る場もなかった。私にとって過食や嘔吐は一五年以上も昔の出来事であり、こうした時間性が、いまの私の発話を可能にしている。同時に、私が専門家として受けてきたトレーニングは、社会学であり、質的調査である。本書では、この立場と学問的枠組みから摂食障害を取り上げていく。

5　調査の概要

本調査の対象者のプロフィールは表1、調査の概要は表2の通りである。以下、説明していく。

【対象者の選定】

インターネット上にホームページやブログを公開している回復者に、メールでインタビューを依頼した。この手続きで11名へのインタビュー調査が実現した。そのほかは、インタビュー対象者による紹介2名（Oさん、Pさん）、摂食障害のグループ・ミーティングで出会った1名（Aさん）、社会生活のなかでたまたま知り合った人3名（Eさん、Fさん、Qさん）、著者の摂食障害の講演を聞いてその後連絡をくれた1名（Cさん）である。こうして18名の回復者がインタビュー対象者となった。

【回復者のみを対象とした背景】

本調査では、調査の対象を回復者に絞った。本書では、回復者を「自らのかつての状態を『摂食障害』と見なした上で、そうした状態から回復したと認識している人々」とする。本研究のインタビュー・データはすべて、回復者による回顧的な語りである(11)。

なお、これまで摂食障害の質的調査では、「いま過食や嘔吐で困っている人」(摂食障害者)と「回復した人」(回復者)の区別が意識されていなかった(浅野 1996; 加藤 2004; 圓田 2000)。しかし第5章でも取り上げていくが、本調査の初期段階で、摂食障害者と回復者の語りが異なる傾向にあることがわかってきた。ここから、調査対象を回復者のみに限定していった経緯がある。本調査では、「食をめぐる困難を抱えていた過去」と「回復した現在」では、拒食や過食についての意味づけが変化している様子がしばしば語られた。〈回復〉を経験することによって、摂食障害の経験をどう理解し、意味づけるかが、大きく変わることがあるのだ。

摂食障害の経験者へのアプローチを図1のように表すと、本調査は、第4象限に位置づけられる。

【調査内容】

本調査の質問項目は、発症から回復に至るまでの経緯、回復前と回復後の最も大きな違い、回復をどのような状態と考えているか、専門家の治療経験の有無と経験した治療の内容、摂食障害について読んだ本などであった。とはいえ実際には、これらの質問をきっかけに、話はあちこちにふくらんでいった。インタビューでは、その場の自由な展開を阻害しないよう努めた。

表 1　対象者のプロフィール

対象者	年齢	性別	症状	期間	治療経験	職業	婚姻	最終学歴	調査日
A さん	23 歳	女性	過食嘔吐	9年	精神科，SHG	鍼灸師	未婚	専門学校	2003.5.25
B さん	26 歳	女性	過食嘔吐	13年	小児科，産婦人科，精神科，カウンセリング，ソーシャルワーカー	会社員	未婚	大学中退	2004.4.29／2004.6.6
C さん	21 歳	女性	拒食過食	6年	なし	会社員	未婚	短大卒	2006.3.8／2006.5.16
D さん	34 歳	女性	過食嘔吐	8年	心療内科，SHG	主婦	既婚	短大卒	2005.7.23
E さん	46 歳	女性	拒食	2年	内科	教員／大学院生	既婚	修士修了	2003.5.30
F さん	30 歳	女性	過食嘔吐	11年	精神科	教員／大学院生	既婚	修士修了	2006.3.9
G さん	28 歳	男性	拒食過食嘔吐	6年	精神科，カウンセリング，SHG	会社員	未婚	大学卒	2005.2.18
H さん	35 歳	女性	過食嘔吐	4年	精神科，カウンセリング	契約社員	既婚	大学卒	2005.9.18
I さん	23 歳	女性	拒食過食	3年	産婦人科，精神科，カウンセリング，SHG	フリーター	未婚	専門学校卒	2003.8.4
J さん	26 歳	男性	過食嘔吐	3年	精神科	会社員	未婚	高校卒	2004.4.3
K さん	36 歳	女性	過食	12年	精神科，カウンセリング，入院	音楽関係	既婚	大学中退	2003.6.28／2003.10.21
L さん	26 歳	女性	過食嘔吐	8年	精神科，カウンセリング	教員	未婚	大学卒	2005.2.26／2006.11.18
M さん	34 歳	女性	過食嘔吐	15年	催眠療法	主婦	既婚	高校卒	2006.9.20
N さん	29 歳	女性	過食	7年	精神科，心療内科，催眠療法，セミナー受講，SHG 他	自由業	未婚	専門学校卒	2003.10.18
O さん	26 歳	女性	過食嘔吐	8年	ピア・カウンセリング，ホメオパシー他	主婦	既婚	高校卒	2006.7.21
P さん	28 歳	女性	過食	4年	大学相談室	薬剤師（休職中）	既婚	大学卒	2005.6.5
Q さん	24 歳	女性	過食嘔吐	4年	カウンセリング	大学院生	未婚	修士修了	2004.7.27／2005.6.5
R さん	30 歳	女性	過食嘔吐	10年	カウンセリング，SHG	フリーター	既婚	大学中退	2003.7.16／2003.7.30

(注) A～R：第 4 章で語りを検討する際の順序
年齢・職業・婚姻：調査時。調査を 2 度行った場合は，初回時
期間：摂食障害のきっかけとなる減量行動開始時から〈回復〉と考えられるまでのおおよその期間
SHG：セルフヘルプ・グループ

表２　調査の概要

実施状況	日時　2003年6月～2006年11月 内容　半構造化インタビュー 時間　1名1～2回，1回2～4時間程度 場所　関東圏の喫茶店や対象者の自宅，公共施設など	ダイエット開始から回復まで	2年未満　1名 2年以上　5年未満　5名 5年以上10年未満　7名 10年以上16年未満　5名 計　18名
居住地	東京都　8名 神奈川県　4名 埼玉県　4名 千葉県　1名 宮城県　1名 計　18名	過食、嘔吐の経験	過食経験あり　17名 嘔吐のない過食　5名 嘔吐を伴う過食　12名 過食経験なし　1名 計　18名

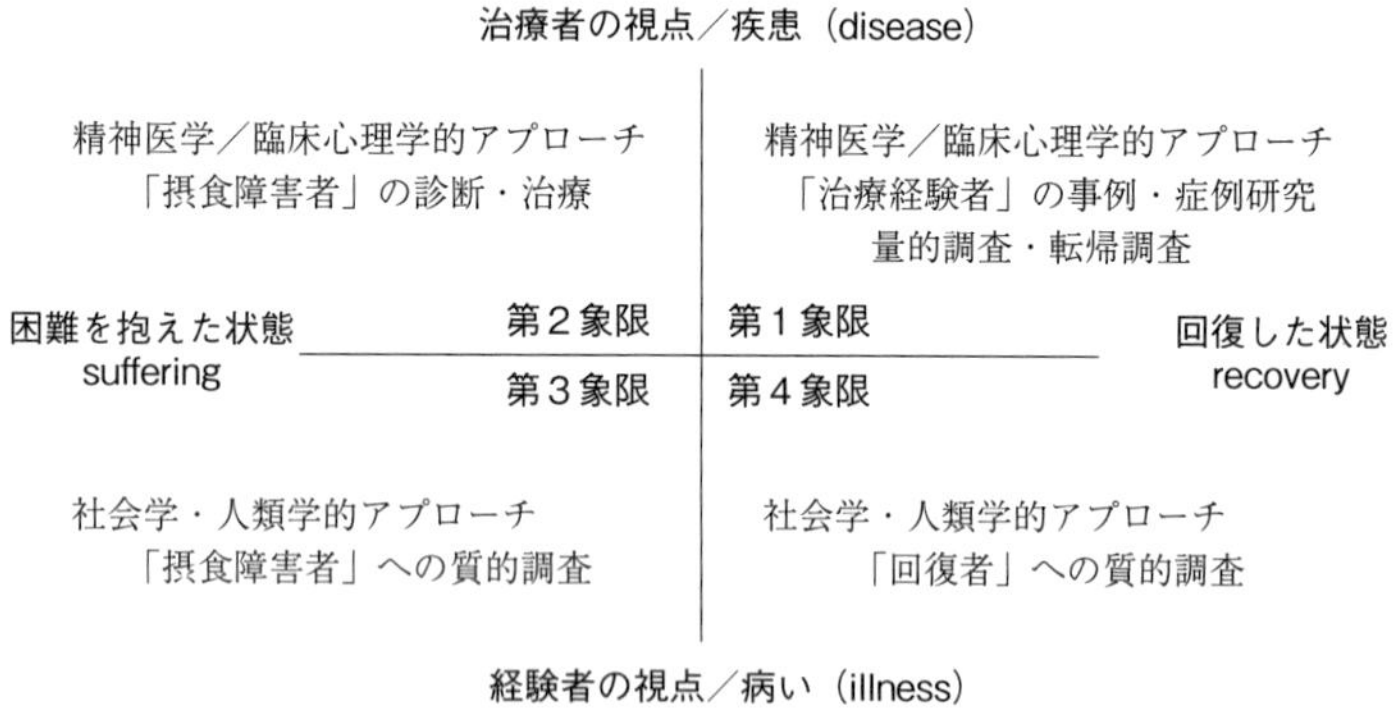

図１　摂食障害経験者へのアプローチ

私が摂食障害の回復者であることは、インタビューを依頼する段階で、同じく回復者である対象者に伝えてきた。そのため、インタビューの前後やインタビュー中に、対象者の方から私の経験を聞かれることもたびたびあった。

【拒食症と過食症】

本調査では、拒食症と過食症の区別はしなかった(12)。しかし、結果的には、対象者18名中17名が過食の経験者であった。過食の経験者が多数を占めたという結果は、八〇年代以降、過食症の増加が指摘されている現状に対応しているともいえる。

過食経験者17名のうち16名は、摂食障害であった期間に継続的に過食あるいは過食・嘔吐を行っていた（一時的に過食や嘔吐がなくなって拒食期が混じるというケースもあった）。その他の1名（Cさん）は、週六日間はわずかな食事しかとらずに日曜の朝だけ過食をするサイクルを、数年間続けた。過食を一度も経験していなかったのは18名中1名（Eさん）のみであった。Eさんは、摂食障害の期間が二年弱で18名中最も短かった。

【過去の症状と回復の程度】

18名全員が、ダイエットも過食も嘔吐も、ほぼ毎日の生活に組み込まれた状況を過ごしており、その期間も数年に及んでいた。時々食べすぎる、あるいは、時々吐いてしまうといった程度の者はいなかった。

調査の段階で、17名は過食も嘔吐も一切ないと語った。時々嘔吐がある者は1名（Oさん）で、まれに食後吐くことがあるが過食をした後ではなく、普通の食事の後に胃がもたれるなどの理由で吐くということであった。彼女は、自らを〈回復〉していると考えていたため、対象者に含めた。

追跡調査は実施していないためその後の経緯は不明であり、本書では再発を考察することはできない(13)。


【経験の言語化】

18名中13名が、調査時にすでにインターネット上で自分の経験について何らかの記述を行っていた。ここから本調査の偏りとして、インタビューを行う前に摂食障害や〈回復〉の経験をすでに言語化していた対象者が多い点を指摘しておきたい。ただし、対象者が調査者と会う以前に自分の経験を整理し、対象者自身による摂食障害解釈や自己物語（self-narrative）をある程度確立させていることは、本研究にとってデメリットにはならない。むしろインタビューの進め方や内容によって、対象者の語りが左右される可能性が少ないという利点と考えることができる。


【データの種類と表記法】

インタビュー・データは許可を得て録音し、文字に起こし、テキスト化した。本書での引用はインタビュー・データとわかる形式にするか、〈　〉で括った。

対象者のホームページやブログのデータの引用は、《　》で括った。対象者から許可を得たもののみ引用した。引用が広範に渡った場合は、その旨を説明し、再度引用の許可を確認するなど、本人の意向に反することがないよう配慮した。調査後、多くの対象者のホームページが閉鎖されたが、引用部分はプリントして紙媒体で保存した。

引用文中、中略は「……」で示した。発話の途中および原文の途中からの引用の場合は、引用冒頭に「……」を付した。筆者の補足や注記は〔 〕とした。

インタビュー・データとインターネット上のテキストデータの両方を並行的に用いることに、調査方法論上の異議を唱える立場もあるかもしれない。しかし、本書では、摂食障害とそこからの〈回復〉を深く広く理解したいため、必要に応じて両者を併用し、右のような表記を用いることで、データの種類の違いがわかるよう配慮した。

注

（1）米国精神医学会の精神障害の診断と統計の手引き〔Diagnostic and Statistical Manual of Mental Disorders; DSM-III〕（American Psychiatric Association 1980）より。一九九四年発表のＤＳＭ－IVでは、摂食障害は巻末の資料1のように定義されている。

（2）世界保健機関（ＷＨＯ）の国際疾病分類〔International Classification of Diseases〕（World Health Organization 1992＝［1993］2009）より。世界保健機関が定めるＩＣＤ－10〔国際疾病分類第10版〕では、摂食障害（Eating disorders）は、神経性無食欲症（Anorexia nervosa）、非定型神経性無食欲症（Atypical anorexia nervosa）、神経性過食［大食］症（Bulimia nervosa）、非定型神経性過食［大食］症（Atypical bulimia nervosa）、他

の心理的障害と関連した過食（Overeating associated with other psychological disturbances）、他の心理的障害と関連した嘔吐（Vomiting associated with other psychological disturbances）、他の摂食障害（Other eating disorders）、摂食障害、特定不明のもの（Eating disorder, unspecified）の計8つの項目に分けられている。ここでは *Anorexia nervosa* と **Bulimia nervosa** の診断基準のみを、巻末の資料2に示しておく。

（3）中井義勝ほか（2001）の転帰調査では、初診後4～10年経過した摂食障害患者234例のうち、死亡は17例（7％）で、死因は4例が自殺、13例が栄養失調による病死と報告されている。また、中井ほか（2004）の転帰調査では、初診後4年～15年経過した摂食障害患者477例のうち、死亡は34例（7％）で、病死22例、自殺8例、その他4例と報告されている。そのほかに、松下編（2000: 273-274）、切池編（2003: 34-35）; Pompili et al（2006）など。

（4）摂食障害は実際に増加しているのかという議論は、ブランバーグ（Brumberg〔1988〕2000: 11-17）やホフとニコルソン（Hof & Nicolson 1996）を参照のこと。その他の議論として、シュワルツほかは、摂食障害の増加に関して①記録保存状態と報告がよくなったこと、②第二次大戦後のベビーブームの結果、思春期人口の絶対数が増えたこと、③専門家および社会的な関心が増大したこと、④摂食障害を専門とする個人や施設が世評につられて、紹介されてくる数の増加と実際の症例の増加を混同したこと、といった可能性を指摘する。こうした指摘をしつつも、臨床場面での印象から大規模な実証研究に至るまで、摂食障害の増加を指示する予備的証拠がかなりあるとして、「この行動の流行率の高さに衝撃を受けない者はほとんどいないであろう」（Schwartz, Thompson & Johnson 1985=1986: 132）と述べている。

（5）こうした状況を鑑みて、二〇〇三年に厚生労働省の研究班によって国内初の治療指針がまとめられた（切池編 2003）。指針によると、拒食によって大幅な体重減少が見られる場合は、服薬のみよりも週に

0・5〜1キロの体重増加を目標に、入院によって行動を管理する治療が有効だという。体重が急激に減り続けている場合には、カウンセリングのような個人精神療法が有効との確証はないとされる。他方、過食症については、認知行動療法のほか、抗うつ剤の投与も有効であり、これらの組み合わせで治療効果が上がるとまとめられた（切池 2003）。これは、米国精神医学会の治療ガイドラインとほぼ共通する内容である（American Psychiatric Association 1993=2000）。

（6）Average Outcome Score や General Outcome Category などがある（Morgan & Russell 1975; Morgan & Hayward 1988）。一部を紹介すると、Average Outcome Score は、A：摂食、B：月経（過去6ヵ月における）、C：精神状態、D：性心理状態、E：社会経済状態の5つの尺度から成り、それぞれ12点満点で評価される。Aは「摂食制限」「体重や外見への関心」、「体重」の3つのサブスケール、Dは「性的関心」「性的関係における公然とした意志」「明白な性行為」「月経に対する態度」の4つのサブスケール、Eは「家族との関係」「家族からの自立」「家族以外の対人関係」「社会的活動」「勤労状況」の5つのサブスケールから成る。

（7）フォックスほかは、Anagrrl 上で展開される、回復に抵抗するスタンス（anti-recovery stance）を社会学的に考察し、医学モデルとも社会モデルとも対立する新しい説明モデルだとした（Fox, Ward & O'Rourke 2005）。

（8）江口・斎藤・野村編（2006）; Greenhalgh & Hurwitz eds.（1998=2001）; McLeod（2000=2007）; 無藤ほか編（2004）、西條（2007）、斎藤・岸本（2003）、酒井ほか編（2001）、Willing（2001=2003）; やまだ編（2007）など。

（9）野口裕二は、ナラティヴ、すなわち「語り」や「物語」への注目は、従来の臨床研究の対象と目的を変えると指摘する。まずこれまでの臨床研究では、語りは何らかの事実を推測する手がかりと見なされてきた。しかし、ナラティヴ・アプローチは、語りが患者の世界を表現し、同時にそれを形づくっていくとの認識に基づく。したがって、患者の語り自体が研究の対象になるという。次に、実証研究の目的は通常、何が原因でどんな結果が生じるかを正確に予測することにある。しかし、ナラティヴ・アプローチでは、そのような正確な予測は目的にならない。語りから患者の生きる世界をひとつの物語として理解することが目的になるという（野口 2005: 192-193）。

（10）その他、摂食障害という体験に基づいて書かれた手記に、本多（2003）、尾崎（2000）、富田（1997）などがある。摂食障害の娘をもつ母親の手記には、神田（1996）、杉村（2000）などがある。

（11）データの回顧性については、「そもそもインタビュー自体が相互行為的に構成されるものである以上、そこから得られたものは、インタビューをする側とされる側の関係ややりとりの産物として取り扱われるべきであって、それを過去の『事実』を読み取るための〝データ〟として取り扱うのは不適切ではないか」（平・中河 2006: 298）という批判に対して、中河伸俊は次のように答えている。「インタビューという調査法そのものの意義を危うくする（もしくはその意義の根本的転換を迫る）かのようにみえる問いかけだが、それをそんなふうに深刻に受け止める必要はないだろう。過去の『事実』を調べるとは、私たちの研究プログラムに沿っていえば、人びとの活動、つまり、人びとがしたこと、いったこととその文脈性を調べる、ということである。調査研究にあたって、研究者が直接観察したものしか使えないとすれば、インタビューだけでなく、文書記録を含めたあらゆる二次資料も捨てなければならなくなり、社会学者は対象にする現象について、ごくごくわずかのことしかいえず、理解できないことになる。（中略）人々が過去の特定の時点の特定の社会的場面で何を試み何をなしとげたのかを、できるだけしっかり思い出してもらい、その人たちのことばで話してもらうことを通じて、私たちはある程度まで、過去の相互行為の中の『事実』を掘り起こし、観察者の〝ゲーム〟の中に再現もしくは再構成することができる」（平・中河 2006: 298-299）。

（12）そもそも「拒食症」と「過食症」の区別自体が難しい。過食をしていれば過食症、していなければ拒食症と考えられがちだが、一個人にも拒食の時期と過食の時期がある。また、たとえ過食をしていても拒食症と診断されることもあり、両者は厳密に区別されているわけではない。臨床現場からは、「過食の量が少なかったり、過食後の嘔吐が多いとやせて体重が低いままで経過してANBP〔神経性食欲不振症・過食排出型（anorexia nervosa, binge purging type）〕と診断され、過食の量が多かったり、嘔吐の量が少ないと体重が減らないのでBNP〔神経性過食症・排出型（bulimia nervosa, purging type）〕と診断される」（鈴木 2005: 675）ということも指摘されている。

DSMの診断基準では、Bulimia Nervosa（神経性大食症）だけでなく、Anorexia Nervosa（神経性無食欲症）の項目にも「過食」が含まれており、診断基準に即しても過食の経験者を単純に「過食症」と見なすことはできない。

たとえば、DSM-Ⅳ（American Psychiatric Association 1994=1995）によると、Anorexia Nervosa には、「制限型」と「むちゃ喰い／排出型」がある。「むちゃ喰い／排出型」は、「現在の神経性無食欲症のエピソード期間中、患者は規則的にむちゃ喰いまたは排出行動（つまり、自己誘発性嘔吐または下剤、利尿剤または浣腸の誤った使用）を行ったことがある」とされる（巻末資料1）。こうした記述からは、過食や嘔吐をしているからといって Bulimia Nervosa と診断されるとは限らず、Anorexia Nervosa と診断されるケースがあることがわかる。摂食障害の診断基準については、Anorexia Nervosa と Bulimia Nervosa の区別の難しさを含めて、パーマー（Palmer 2005）で詳細に考察されている。

（13）再発については、ルート（Root 1990）やワッソン（Wasson 2003）で議論されている。

第1章　摂食障害はどのようにとらえられてきたか

「これまでに述べたことは、西洋社会の特定の集団が頻繁に飽くことなき情熱をもって行っているあの特有の主張ゲームに顕著に表れている。二つの集団が互いに向かい合っている。一方の集団は『すべては個人に依存している』と言う。他方の集団は『すべては社会に依存している』と言う」（Elias〔1987〕1991=2000: 68）

1　「摂食障害」の語られ方

逸脱と見なされてきた狂気や酒浸りなどが、精神病やアルコール依存症として医療の対象にされることを医療化（medicalization）という。医療の領域外におかれていた現象が医療の枠組みに取り込まれていく傾向のことだ（Conrad & Schneider〔1980〕1992=2003）。こうした視点に立つと、「疾患」や「病理」は社会や文化によってつくられる、という認識の地平が開けてくる。拒食や過食への意味づけが、時代とともに移り変わってきた過程もまた、歴史学者や社会学者などによって考察されてきた。

摂食障害、特に拒食症の起源とされているのは、中世における女性の断食である。中世の文化では、断食のような食行動は、宗教的理念を表現するための基本的な手段と見なされており、こうした宗教文化は、女性が自ら食欲をコントロールすることを推進したという（Brumberg〔1988〕2000: 47）。しかし、食事を拒否するという行動は、次第に、宗教的な行為ではなく、病的な行為と見なされるようになっていった。一七世紀後半には、食事を拒否して衰弱していく事例が、イギリスの医師R・モートンによって医学的な症例として記録されている（Morton 1689, 1694）。

その後、一八七三年にはパリの医師E・C・ラセーグがL'anorexie Hystérique（Historical Anorexia）として八名の女性の症例を報告した（Lasègue 1873）。一八七四年には、イギリスの医師W・W・ガルが同様の症例をAnorexia Nervosaと名づけ（Gull 1874）、この頃から精神医学による科学的な摂食障害理解が推し進められていった（Vandereycken & van Deth 1994）。一九世紀後半から二〇世紀前半は、狂気を取り締まるために、精神医学の専門化が組織されていった時期でもあり、拒食症は、一九世紀後半における精神医学の発展とともに新しい疾病として医師に発見され、医学的言説を通じて構築されていった（Gremillion 1992; Hepworth 1999: 26-44; Hof & Nicolson 1996; Mizrachi 2002）。

一九七〇年前後からは、それまで主流であった精神医学的な解釈や治療のほかに、心理学者、フェミニストなど、異なる立場からも摂食障害が語られるようになり、特に、その原因をめぐる議論がさかんに行われた。これらを摂食障害の原因論と呼ぶことにする。

現在、摂食障害の原因論は、三つの立場に分類することができる(1)。まず、摂食障害は「個人」の問題であり、心や無意識やパーソナリティなどに原因があるというストーリー。次に、摂食障害は「家族」の問題であり、養育上の問題や家族関係の問題に起因するというストーリー。そして、摂食障害は「社会」の問題であり、女性をめぐる社会環境に原因があるというストーリーである。この三つのストーリーは、時に対立し合い、時に複合し合いながら、語り継がれている。以下、順を追って見ていきたい。

2　原因としての個人

2・1　発達理論

摂食障害は、二〇世紀初頭に、精神科医による介入を必要とする状態と見なされ、精神医学の対象にされた。この時期の治療者・精神医学者は、かなりの部分がフロイトに由来する精神分析の考え方に影響を受けており、拒食は無意識の葛藤の表れと考えられていたという（McFarland 1995=1999: 29）。

現代では、パーソナリティの障害（Garner & Garfinkel eds. 1997=2004: 418-429; 松下編 2000）とも見なされるようになり、摂食障害は、精神医学や臨床心理学の対象であり続けている。そして、こうした見方では、多くの場合、摂食障害は発達上の問題とされる。

たとえば日本では、対象関係論から摂食障害にアプローチする松木邦裕が、摂食障害を「パーソナリティの病」（松木 1997: 33）とした上で、次のように述べている。

「健康な自己から分割されている病的な悪い自己の部分が自己愛対象関係をつくり出している。この自己愛対象関係、そしてそれがひとつのまとまったパーソナリティであるかのように構造化された自己愛構造体が、やせを追求する摂食障害の病態をつくり出す。この構造体は自己と対象群の分離を

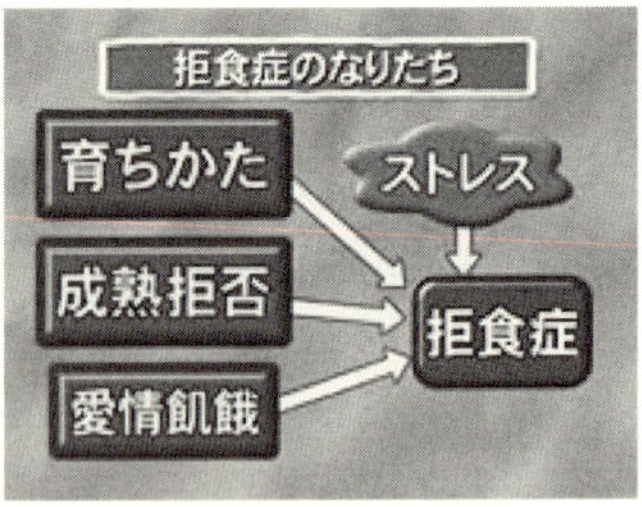

図2　NHK「今日の健康―摂食障害の心をさぐる『よい子』に多い拒食症」
2002年2月14日（木）放送
（出典）http://www.nhk.or.jp/kenkotoday/2001/20020214/20020214.html,2003.8.1

否認するだけでなく、健康な自己部分が彼女らの中核不安である抑うつ不安をワークスルーして自己の成熟・統合を推し進めていくことを妨げる。それだけではなく倒錯的嗜癖的享楽をもたらすことで、自己愛構造体自体の維持を企てる。このことが摂食障害の慢性の病態を築いていく。このパーソナリティの障害は早期幼児期にその起源を置いていると推測される」（松木 1997: 64）。

精神分析的な考え方や発達理論はさまざまであり、ここでそれらを細かくフォローすることはできない。だが、この種の議論の骨格だけを取り出すと、それは、幼少期における発達上の障害が健全な自己の育成を阻み、それによって摂食障害という状況が引き起こされる、というものである。臨床現場では、発達理論に基づいた治療が必要なケースもあるのだろう。しかし、摂食障害が一般的な病気（common disease）とされる現在、こうした理解が社会的に普及していくことは問題である。

たとえば、二〇〇二年に放送されたＮＨＫの番組では、図2が紹介された。発達理論が該当するケースや有効な局面もあるのだろうが、上記の図式は、若い女性たちがさらされているダイエット環境や、人々が摂食障害に陥っていくまでのプロセスを考慮しておらず、摂食障害についての適切な解釈とは言いがたい。また、K・J・ガーゲンなどの社会構成主義に基づく心理学者たちは、どの時代にもあてはまる普遍的な発達過程は存在しないとして、発達段階という考え方自体を疑問視している。臨床家のL・ホフマンも次のように指摘する。

「現代心理学は、なぜ、これほどまでに、〈予定どおりに成長する植物〉というメタファーにこだわってきたのだろうか。人間に関するわれわれの頑固な思いこみのひとつは、パーソナリティーは幼少期の障害によって傷つき歪められ、あるいは、ある重要な段階に欠損があると成長が阻害されるというものである。私はこの種の考え方を、〈類推の科学〉と呼ぶ。感情の問題に関する心的外傷理論は、多くの場合、その状況にふさわしいものに思えるが、まったく問題がないというわけではなく、あらゆる種類の問題に適用可能というわけでもない」（Hoffman 1992=1997: 32）。

本書でもたびたび指摘していくように、摂食障害を、育ち方や成熟拒否あるいはストレスなどの言葉だけで説明してしまうことは大変危険で、時に回復を妨げる。だが、発達理論がもつ影響力は非常に強く、摂食障害の領域では、いまなおこうした解釈が流布している。そして、図２にもある摂食障害に特徴的な解釈が、次に見ていく成熟拒否説である。

２・２　成熟拒否説・女性性の否定説

成熟拒否説は、特に拒食症に関する説明で多く見られる次のような解釈である。思春期になると女性には、初潮のような身体的な変化が始まる。しかし、いまの現実に解決できない問題があったり、未来への不安があったりする場合、思春期の少女たちは痩せること＝子どもの体型に戻ることで、不安定な現在から居心地の良い子ども時代に退行しようと試みるという。

成熟拒否説・女性性の否定説の起源は古く、二〇世紀初頭までさかのぼる。当時、フランスの精神科医Ｐ・ジャネは、ある女性の症例が示した自己の容姿を嫌悪する強迫観念が、自分が女性であることを拒否する心理から生じていると考えた（Janet 1903）。

日本国内では、摂食障害の症例が報告され始めた一九六〇年代に、成熟拒否・女性性の否定説も同時に紹介された（下坂〔1988〕2007, 1999: 111-126）。

日本でこの説をいちはやく唱え展開してきた精神科医の下坂幸三は、一九六〇年代前半という早い時期に、拒食症患者の心理として、1．成熟に対する嫌悪・拒否、2．幼年期への憧憬、3．男子羨望、4．厭世的観念、5．肥満嫌悪、痩身に対する偏愛と希求、6．禁欲主義、7．主知主義の七項目（下坂〔1988〕2007: 81）を挙げている。そして、一九六一年の論文で次のように述べている。

「社会的役割においては自由の喪失、才能の剝奪、生物学的役割においては、妊娠、分娩、育児に伴う受難という成熟婦人の陰性面になまなましい嫌悪がよせられる。成熟途上にある彼女らにとって成人することは、将来的な問題にとどまるものではなく、自己の性的成熟に対する嫌悪や、日ましに大人びていく友人への反発に示されるごとく、現実的な危機である。以上をまとめると、大人になることに対する嫌悪・拒否の内実は、『女《性》であること、女《性》になることに対する嫌悪・拒否』である」（下坂 1999: 113）。

このように摂食障害で言うところの成熟拒否は、大人になって社会に出ていくことの拒否ではない。それはあくまでも、女性として成熟していくことの拒否として提示されてきた。

摂食障害は、日本では病理として認識され始めると同時に、女性性を否定する病いとして理解されていったのだ。しかしその後、成熟拒否説、女性性の否定説への批判が国内外で展開されてきた。それは、特にフェミニストによるものだった。

フェミニズムの視点から摂食障害の治療にいち早く取り組んだS・オーバックは、成熟拒否、女性性の否定という見方には、次の仮定が存在するという。すなわち、「成熟した女性には問題がないはずだという仮定である。無食欲症者が、文化により規定される自分の役割を受容せずに拒否することが、それ自体病的とみなされ、混乱した社会的同一性に対する極度に複雑な反応とはみられない」（Orbach 1986=1992: 20）。オーバックは、女性は依存的であることを求められながらも、個人的な依存欲求を表現することは禁じられ、他人を世話することを求められるという。そのため、女性役割をめぐって母親側には混乱があり、その混乱が娘の養育に影響すると述べる。社会・文化によって規定される女性役割を受容することが成熟であるという成熟観は、社会・文化が規定する女性役割自体がはらむ問題を考慮していないという指摘である。

心理学者の小倉千加子も、フェミニズムの視点から、成熟拒否説に対する痛烈な批判を展開している。下坂による一九六一年の症例報告（下坂 1961）を引用しながら、小倉は次のように述べる。

「下坂医師は、同じ病気の全症例を見わたして、彼女たちの心理とその原因をこう概括しています。『患者たちは例外なく生を無意味と見、自己嫌悪にとらわれ、死へ憧れ、希望を喪失する。たとえ希望を持つとしても、女性的役割を回避し、学問・技術によって身を立てることを願う。女性であることに嫌悪と絶望を抱いている患者にとっては、このような並外れた生活設計は当然と思われる』。（中略）下坂医師にすると、女子中学生が将来結婚したくないと思うのは『女性的役割の回避』であり、医師をめざすことつまり『学問・技術によって身を立てること』は『並外れた生活設計』と『判断』されたのです。患者の中でどこまでも、下坂医師の価値観を受け入れようとしなかった者には電気ショックが12回も施されました。電気ショックでは、電極を持った医師の手が額に触れた途端、落雷を受けたような衝撃が走り、そのまま患者は失神します。下坂医師の『解釈』に抵抗し、自立をあくまでも求めようとした少女に電極を持った下坂医師の手が近づいてくる時の恐怖と怒りはいかばかりだったでしょうか。しかも、それが12回も繰り返されたのです。これが、一九六〇年代初頭の日本での、その分野の先端的治療だったのです」（小倉 2001: 28-29）。

成熟拒否・女性性の否定説に基づけば、結婚や性、職業をめぐって社会が規定する女性役割を患者たちに受容させることが〝治療〟になる。そして実際、男性医師たちによる患者の価値観の修正が治療という名の下に実施されてきた。小倉は、「日本の摂食障害の治療の歴史は、男性医師による女性のセクシュアリティの『矯正』の歴史としてはじまった」（小倉 2001: 31）と指摘した。いま現在行われている科学的とされる治療もまた、未来社会から眼差した時、治療行為として適切といえるのかどうかはわからない。科学的と見なされている治療行為もまた社会・文化的な産物なのだ。

成熟拒否説を広く展開してきた当の下坂自身も後に、時代とともに患者たちが訴える症状は変化し、「成熟嫌悪」から「平凡恐怖」へ推移してきたと論じるようになる(2)。しかしいまなお、成熟拒否説や女性性の否定説は一般書籍等でも繰り返し取り上げられ（小野瀬 2003; 鈴木 1997）、摂食障害解釈として大きな影響力をもっている。

3　原因としての家族

3・1　母子関係論

摂食障害の原因を幼少期の母子関係に求める解釈は、研究論文から一般向けの書籍まで至るところで見られる。母子関係論の先駆的研究としてしばしば引き合いに出されるのが、以下の議論である。

H・ブルックは、摂食障害者は、両親との関係で必要な分離―個性化ができておらず、つねに期待されることを従順にこなす子ども時代を過ごしてきており、そのために、内的な自立心が発達していないと説明する。そして、このような心理的な混乱が、ボディ・イメージの障害、空腹感や満腹感などの身体感覚の感受の障害、自分は無力だという思いに関連づけられているという。ブルックは、個人の無意識に着目する精神分析に学びつつも、摂食障害を個人の内面だけの問題ではなく、母親との相互作用という発達上の問題としてとらえ直した（Bruch 1973, 1978=1979）。

次に、M・セルヴィニ＝パラツォーリは、摂食障害は、幼少期の母子関係が良好でない場合に生じる障害と考える。母親との良好でない関係を繰り返した女の子は、思春期に自分の身体がますます母親に似てくるという葛藤に直面する。母子が未分化状態にあるため、摂食障害者は、母親を過度に拒絶したり（拒食）、過度に取り込もうとする（過食）というわけだ（Selvini-Palazzoli 1974）。

通常、人は自分の嫌な側面と好ましい側面との両方があることを了解し、どちらも自分であるとして受け入れている。しかし、摂食障害者の場合、自分の嫌な側面は「身体」にすべて向けられ、悪い対象である身体を厳しいコントロールの対象にしていく。こうして身体に意識が向けられていくことで、精神的な不安や自信のなさに直面せずにすみ、「意識」のなかでは良い自分のみが保たれるという。セルヴィニ＝パラツォーリは、精神分析に基づく対象関係論の視点から、摂食障害者は対象関係論でいうところの「良い対象」と「悪い対象」が統合されておらず、悪い対象を自分の身体に投影していると指摘した。

二〇世紀半ばに、精神分析の影響を強く受けて展開されたこれらの議論は、すでに古典の域にあるが、摂食障害の基盤的解釈として、現在の私たちの思考にも強い影響力をもっている。

ところで、こうした解釈を、私たちが比較的違和感なく受け入れてしまいがちだということ自体が、ひとつの社会学的な問いではないか。たとえば、摂食障害と同種の問題群としてしばしば語られるアルコール依存症や薬物依存症などと比較してみると、母子関係論や女性性の否定説が、摂食障害独特のものだということがわかる。アルコールや薬物への依存の場合、それが青少年の問題であっても母子関係は摂食障害ほどには問題にされないし、成熟拒否あるいは男性性の否定といった解釈がもつ力も摂食障害ほどには強くない。アルコールや薬物の問題と摂食障害の最大の違いは、摂食障害は、女性の病理と考えられているところにある。拒食や過食を解釈する枠組みとして、母子関係や女性としての成熟のあり方がもち出されてくること自体に、すでに、ジェンダーによるバイアスがかかっているといえるだろう。

そして、母子関係に摂食障害の原因を求める解釈にも、さまざまな批判が向けられてきた。たとえば、アディクションという観点から摂食障害へのアプローチを展開し、臨床や一般書籍を通じて依存症をめぐる情勢に大きな影響を与えている臨床心理士の信田さよ子は、次のように述べる。

> 「摂食障害の娘をもつ母を例にとってみよう。専門医を受診するとしばしば母である彼女たちが責められる。典型的なものは『娘が摂食障害になったのは三歳までの母親の愛情不足が原因です』という断定である。それはたいてい男性の医師による言葉であり、まじめな母は立派な先生が言うのだから本当だろうと考え、いっしょうけんめい過去を取り戻すため『愛情』を注ごうとする。自分のいたらなかった過去を振り返り自分を責める。それはとても辛い作業である。夫の協力も得られない」（信田 2000: 48-49）。

母親に原因を求める解釈は、母親を心理的に追いつめると同時に、時として摂食障害者の回復をはばむ。精神科医の水島広子は次のように指摘する。

「最大の問題は、『摂食障害になったのは幼少期の母親の育て方が悪かったせいだ』と決めつけることによって、家族関係に新たなひずみを生んだことでしょう。父親は母親に向かって『お前のせいだ』と自分の責任を棚に上げて責め立て、患者本人は母親に『母親のせいだ』と恨みを持ち、母親は過剰な罪悪感を感じて育児への自信を失い、そして全員が『いずれにしてももう取り返しのつかない問題だ』と絶望してしまうのです」（水島 2001: 15-16）。

母親に原因を求める解釈は、その学術的正しさの是非とは別の水準で、母親を心理的に追いつめたり家族関係にひずみを生むという現実的な効果を伴ってしまう。そして、次に見ていくように、摂食障害は、母親を含む家族システム全体の問題としても議論されてきた。

3・2　家族関係論

家族を問題にするといっても、発達理論や母子関係論のように幼少期といった患者の過去における家族関係ではなく、現在の家族関係に着目したのが家族システム論である。家族システム論では、拒食や過食を家族システムのなかで維持されている問題だと考える。ここからクライエントと家族との現在のコミュニケーションのパターンが着目され、コミュニケーションのパターンを変化させることが治療目標とされる。

家族療法家のなかでも、S・ミニューチンは、摂食障害者の家族に特化した研究を行い、摂食障害者の家族の特徴を次の四点にまとめた（Minuchin et al. 1978=1987）。

1. 絡み合い関係：家族内において個人間の境界が明確でなく、互いに必要以上に干渉し合う
2. 過保護：家族がお互いの幸福に高い関心を示し、特に、子どもに関心が集まりすぎ、結果的に子どもの生活全般を無意識的に援助してしまう
3. 硬直性：家族全体が、新しい環境に適応していくことが不得手であり、子どもの成長に伴って子どもとの関わりを調節することと等ができない
4. 葛藤解決能力の欠如：表面的な安定と平和の維持に努力が払われ、夫婦の葛藤などは隠蔽されたまま家庭生活が行われる

家族システム論は、個人の心や内面から、家族のコミュニケーション・パターンへと、問題の所在をずらした点が画期的であり、摂食障害の治療にも大きな影響を与えた。

しかし、イギリスの精神科医R・L・パーマーは、次のように指摘している。

「家庭生活や育児がどのように摂食障害の誘因になるのかに関しては、多くの学者が大胆な意見を述べている。たとえば、Bruch（1973）は母子関係の重要性を指摘し、Selvini-Palazzoli（1974）は家族システム論を提唱した。しかし、こうした理論は体系的な調査によっては十分支持されず、疾患特

異的な病因論としても受け容れ難い。さらに、惜しむらくは、これらの理論はしばしば家族悪玉論になってしまい、治療に役立つよりも妨げになってきた面がある。摂食障害者の家庭生活に関する現時点での調査結果によれば、家庭のありかたはさまざまであり、一、二の一貫したパターンがあるとはいえない」（Palmer 2000=2002: 64-65）。

パーマーのこの記述には、家族システム論が、実証的に支持し難い点、治療の妨げになっている点の二つの批判が含まれている。

他方で、家族システム論は家族療法という治療法としても展開されており、治療法として有効か否かという水準の議論もある。そして、家族療法家自身から家族療法の限界がすでに指摘されている。家族療法をまさに先導し続けてきたホフマン（Hoffman 1981=〔1986〕2006, 2002=2005）は、次のように述べる。

「二〇年前、私は、家族研究の領域を発見し、個人を〈消し去る〉ことに夢中になった。しかし実際に私がしたことと言えば、個人という単位を家族という単位に置き換えることに過ぎなかった。そこで必要だったのは構造と訣別することであり、自己を川や気流のように流れゆく歴史の延長として見る見方だったのである」（Hoffman 1992=1997: 29）。

ホフマンは、専門家は観察する人であり、家族は観察される人であるという家族システム論のなかにある治療者とクライエントの関係性についても、疑問を抱くようになった。次第に、「セラピストとクライエントは横並びの位置にあり、上下関係をつけて区別すべきものではないということがわかってきた」(Hoffman 1992=1997: 41) という。知識あるひとりの専門家が、問題を抱えている患者を導くのではない。さまざまな人が参加する対話のなかで問題の解消が促されていく。専門家とクライエントは共同しながら、クライエントを苦しめてきた古いストーリーが書き換えられ、新しいストーリーが現れるのを待つ。家族療法の実践者たちからは、セラピーをこれまでとは違う場としてとらえる議論がなされ、現在それはひとつの流れを形成して、社会構成主義と呼ばれることもある (McNamee&Gergen eds. 1992=1997)。

しかし、現実にはいまなお、母子関係論や家族関係論は広く普及し、一般書籍やマスメディアを通じてさまざまな形で変奏されながら、繰り返し語られている。

4　原因としての社会

4・1　フェミニズム・ジェンダー論アプローチ

フェミニズム理論は、女性が抑圧されている現状を言語化し批判してきたが、摂食障害研究に与えた功績も大きなものであった。摂食障害を病理と見なす医学モデルに対して、初めて異議を唱えたのがオーバックらのフェミニスト心理学者であり、社会が女性に与える心理的ストレス、母親側の女性役割の混乱が娘の養育に与える影響などを論じてきた。これらの見解に対して、後のフェミニストは、「発達還元論的であり、また、養育者としての母親に摂食障害の原因（責任）を求めすぎている」（浅野 1996: 225）等の指摘もしたが、女性の心理的発達が社会環境を含む視座から考察されるようになった意義は大きい。これ以降、摂食障害を社会環境という観点からとらえる議論が続々と現れ、女性をめぐるさまざまな社会環境が問題化されていった(3)。

たとえば、フェミニストのS・ボルド（Bordo 1993）は、西欧文化における女性と身体について多様な角度から論じ、特にメディアでの女性の取り上げられ方を考察した。現代社会では強迫的なダイエット、エクササイズ、美容整形なども含めて、女性の身体が均質化されていく。そして、均質化した美のイメージが規範として機能し、女性はこの規範に従うことを求められるが、他方で、消費社会は食べ物や性の快楽へと人々の欲望を駆り立てる。ボルドは、女性たちがいくつもの吸引力の狭間で引き裂かれ続ける現代社会の諸相を、広告や写真、テレビ・コマーシャルなどの資料を駆使して描き出した。しかし、当時ボルドが直面した困難は、医療専門家や研究者に、メディアがつくり出すイメージの重要性がなかなか伝わらなかったことだったという。

痩せた身体という文化イメージは、単なる絵でも、単なるファッションでもない。メディアは、どのように美しくなるかだけでなく、どのように身体を眼差し、どのように身体を扱っていくかを若者たちに教える強力な装置である。ボルドは、拒食症や過食症を病理と見なす医学モデルを批判し、摂食障害は現代の社会構成の結晶化だという点を強調した。

さらにフェミニズム・ジェンダー論アプローチの重要な貢献は、摂食障害を個人や家族の病理と見なすこと自体が、痩せていることを女性に強いる社会環境の隠蔽に通じるという論点を提示したことにある。女性たちは、社会的な力で摂食障害へと追いやられていくだけでなく、摂食障害になった後も治療の場におけるジェンダー構造へと絡めとられていく（Gremillion 2003; Hepworth 1999）。摂食障害の研究や治療にも、女性を抑圧していくジェンダー構造があり、それはたとえば、先述した女性性の否定という解釈とそれに基づく治療のあり方にも端的に表れている。

このように、フェミニストたちは摂食障害という現象を通じてその背景にある社会環境、消費社会、西欧社会における身体観、治療の場における医師―患者関係など、女性をめぐる環境についての考察を展開してきた。

以下では、フェミニズム・ジェンダー論に基づく日本の摂食障害研究として、加藤まどか（1996, 1997, 2004）と浅野千恵（1995, 1996）の研究を見ていきたい。

加藤は、摂食障害の社会的要因が論じられていたとしても、「その多くは、社会の物質的な豊かさや、やせた身体を礼賛する社会的風潮など表層的な事柄を指摘するにとどまっている」（加藤まどか 2004: viii）という問題意識からスタートする。そして、摂食障害の女性たちの「生き難さ」や「苦しさ」は、現代社会で女性がおかれた場に作用する矛盾する規範と関係していると指摘した。

加藤が論じる女性をめぐる規範の矛盾構造とは、主体性・女性性・身体性にかかわる規範である。現代社会では、「主体的であれ」、「女性は男性と同じ評価基準で評価される」、「人間は精神として評価される」といった規範が、女性たちに作用するようになった。しかし同時に、女性は「主体的であってはならない」、女性は「男性とは異なる価値基準で評価される」、女性は「身体として評価される」という規範もまた女性に強く作用する。こうして、女性たちは「どちらの規範に従っても他方からは非難されるという引き裂かれた状態のなかにとらえられている。そのことにより女性たちは困難な状況に追い込まれ、摂食障害の症状が引き起こされている」(加藤まどか 2004: 185) という。こうして加藤は、摂食障害という現象を通じて、近代市民社会の根底的な構造についての考察を展開し、現状の打開のために、「『性別役割分業にもとづいた近代家族』という固定された形の親密圏ではない私的な親密圏、そこで個人が安心して依存できる関係を生きられるような親密圏を確保するという方向」(加藤まどか 2004: 197) を示した。

本書の主眼は摂食障害の考察にあるため、現代社会の構造に関する加藤の議論の詳細は取り上げない。以下では、加藤が摂食障害をどのように論じているかを見ていきたい。

まず、加藤の議論の特徴として、考察対象が、摂食障害の発症過程と摂食障害という状態に限定されている点を指摘しておきたい。この点で、回復について言及している本書や浅野 (1996) とは着眼点が異なる。では、発症や摂食障害という状態を加藤はどのようなものとしてとらえているのか。たとえば、加藤は拒食の経験を次のように記述する。

「『主体的であれ』『主体的であってはならない』という矛盾する規範が作用しているために、大人の女性になることは『仕事をして生きていく』という自分の望む生き方が妨げられてしまうことであるとするYさんの受けとめ方が導かれ、大人の女性になることにたいする恐怖感・不安感・抵抗感が引き起こされたものと考えられる。Yさんは、大人の女性になることへの恐怖感・不安感・抵抗感から、『食事を無理に取らないように』した」(加藤まどか 2004: 51)。

過食の経験については、次のような記述がある。

「Sさんは、主体性・女性性・身体性について矛盾する規範が女性には同時に働くことから、『女性的であること』に違和感を抱き続け、『女性であること』を受け入れ難いと思ってきた。それにより高校時代のSさんの『暗い気持』『自己嫌悪感』『絶望感』が導かれ、過食の症状が導かれてしまった」（加藤まどか 2004: 78）。

このように、加藤は拒食や過食を、不安や絶望によって引き起こされる現象として記述している。そして不安感や絶望感などの心理が、拒食や過食を引き起こすというストーリーは、発達理論や成熟拒否説と全く共通する。発達理論がそれらの心理を母子関係や発達上の問題に由来すると考えるのに対して、加藤は、それらの心理は社会における女性への規範の二重構造に由来すると述べる。

しかし、加藤も随所で述べているように、規範の矛盾にさらされているのは摂食障害の女性だけではない。また、規範の矛盾する場でストレスにさらされ、不安感や絶望感をつのらせるだけでは、女性は摂食障害にはならないし、なれない。いくら不安や絶望があったとしても、ダイエットという行為や過食や嘔吐といった身体的実践を一定期間続けなければ、摂食障害という状態は生まれないからだ。本書では摂食障害の発症プロセスを身体的実践を含めて論じていくが、心理的な問題を拒食や過食の原因と一足飛びに見なす点を含めて、加藤の考察は、摂食障害の発症プロセスや摂食障害そのものの状態についての仔細な考察とは言いがたい。摂食障害という対象よりも、近代市民社会における女性をめぐる二重規範という対象の解明の方に力点がおかれた研究と考えるべきだろう。もちろんこれは、加藤の関心が女性をめぐる社会構造にあったことの結果だと思われる。

なお、加藤の議論を引き継いで本書で展開していこうとするのは、女性の二重規範をめぐる議論ではない。加藤は、摂食障害の原因は家族にあるという説明が社会的に受け入れられていくプロセスを考察している。たとえば、加藤（1997）では、摂食障害の原因は幼少期からの親子関係にあると書かれた本を読むことで、自らの拒食や過食を、家族関係と結びつけて理解するようになったと語る事例が取り上げられている。これは、摂食障害をめぐる言説環境が、摂食障害者に与える影響に着目した先駆的研究であり、いまなお意義ある考察である。加藤のこの議論については、第5章で取り上げる。

次に見ていきたいのが、浅野千恵の研究である。浅野（1996）は日本のフェミニズム・ジェンダー論アプローチの先駆的研究である。女性をめぐる社会環境の考察が重視されているが、摂食障害の経験者10名へのインタビュー調査に基づいて、摂食障害そのものについても発症から回復まで丁寧に取り上げられている。

まず浅野は、現代の女性たちはなぜ痩せようとするのかを問うた。現代社会において、女性の身体はつねに他者からの評価や欲望にさらされている。マスメディアがつくり上げる人工的な身体にますます価値がおかれるようになり、多くの女性は自分自身の身体を肯定することができない。こうして女性たちは、社会的な力によって、「美しさ」や「女らしさ」を求めてダイエットへと導かれていく。だが、ダイエットによって摂食障害になった女性は、今度は「心の病い」と見なされてしまう。摂食障害を個人の病いと見なす医学的な認識は、女性たちをダイエットへと駆り立てる社会的な力を隠蔽し、摂食障害の原因を個人に帰属させていくという。

そして浅野は、「女性たちがジェンダーという知を用いて、自らの身体をジェンダー化された身体としてかたちづくっていく主体的実践がもたらす自己疎外や自己破壊こそが、摂食障害という現象」（浅野 1996: 238）だと述べ、「ジェンダーを用いて摂食障害を意味づけ解釈する専門家の行為が、女性たちを抑圧し、否定する回路としての摂食障害をかたちづくっているという悪循環の構造」（浅野 1996: 238-239）を指摘した。

このように摂食障害者が重層的なジェンダー構造に取り巻かれている点を記述するプロセスで、浅野はいくつかの重要な指摘をしている。そのひとつが、摂食障害に対する専門家の解釈が、時として摂食障害からの回復を困難にしているという指摘だ。摂食障害をめぐる言説環境への着目は、本書でも引き継いでいく課題である。

浅野の先駆的な点としてもうひとつ指摘しておきたいのは、摂食障害の経験者の「語り」の取り上げ方である。浅野は、インタビューが相互行為の産物であること、経験は語られることによって意味づけられること、そうして語られた語りが私たちの現実をかたちづくることに自覚的である（浅野 1996: 209）。本書では、こうした浅野による「語り」への着目をよりいっそう展開していくことになる。

フェミニズム・ジェンダー論アプローチは、摂食障害を「心」の問題と見なして個人病理化する傾向に歯止めをかけ、摂食障害を「社会」の問題としてとらえ直すことで、社会を変えていく方向性を提示してきた。しかし、ジェンダー論アプローチに立脚する浅野自身が、自らの限界として次の点を指摘している。

浅野によると、ジェンダー論から摂食障害にアプローチした場合、次の二つの見方になるという。第一に、社会的抑圧や社会統制の結果として、女性たちが摂食障害に追いやられているという見方、第二に、女性たちを摂食障害と名づけ、治療対象としていく医療システムによる社会統制を、批判的に見ていく見方である。だが、どちらの見方も、女性たちを社会から抑圧を受けるだけの受容的な存在として把握しすぎているという。そして「そのことは女性たちが自らの経験を解釈する権利や力を奪うことになり、結果として彼女らを精神障害者（病者）としての地位におしとどめ、固定化することにつながっている」（浅野 1996: 204）とする。これが、浅野が課題として残した「主体性の問題」である。

女性を非主体的・受動的な存在として把握しすぎるという問題は、社会環境に原因を求めていくスタイルをもつフェミニズム・ジェンダー論アプローチからは、必然的に生まれてしまう。そこで、先行研究が残したこの課題に対して、本書では社会環境のなかで人々がどのように〈回復〉しているかを記述する。そして、摂食障害の当事者たちが、医学システムがもつ社会統制的側面をどのように経験しているかを記述する。こうした作業を通じて、摂食障害者たちが、社会的な力や医学的統制を受けるだけの存在ではないことを示せるだろう。

4・2　社会・文化論アプローチ

摂食障害を生み出す社会環境を問題にするといっても、女性を取り巻く問題に特化せず、広義の現代社会システムを論じたものに社会・文化論アプローチがある（Gordon〔1990〕2000: Turner 1984=1999）。

重要な社会・文化論アプローチとして、ここで挙げておきたいのが、社会学者A・ギデンスによるアディクションをめぐる一連の議論である（Giddens 1990=1993, 1991=2005, 1992=1995, 1994=2002）。

ギデンスは、伝統的な社会と近代社会の違いを次のように指摘し、近代社会の特徴を「再帰性」（reflexivity）という概念でとらえている。

伝統的な社会では「過去は尊敬の対象であり、また諸々の象徴は、それが幾世代もの経験を内包し、経験を末代に伝えるものであるために尊重されてきた。伝統とは、行為の再帰的モニタリングを共同体の時空間組織に結びつけていく様式なのである」（Giddens 1990=1993: 54）。

伝統的な社会に対して、近代社会はその基礎に再帰性を据えた社会であるという。そして、近代の社会生活の有する再帰性は、「社会の実際の営みが、まさしくその営みに関して新たに得た情報によってつねに吟味、改善され、その結果、その営み自体の特性を本質的に変えていくという事実に見いだすことができる」（Giddens 1990=1993: 55）という。

こうした再帰的近代論を踏まえた上で、ギデンスはポスト伝統社会における自己について、「自己は、再帰的、自己自覚的な企てになり、また、次第に身体さえも再帰的、自己自覚的な企てになる」（Giddens 1994=2002: 109）と指摘し、次のように続ける。

「人は、たんに代々伝わったり、受け継いできたり、伝統的身分をもとに築かれたアイデンティティに満足することができない。人は、自分のアイデンティティをもっぱら発見し、構築し、能動的に維持していかなければならない。自己と同じように、身体も、もはや『定め』として、つまり、自己に付随する肉体という携行装備として受け容れることはできない。私たちは、自分が誰であるべきか、どのように振る舞うべきかだけでなく、外部世界に自分がどのように映るべきなのかをも、ますます自己決定しなければならない。摂食障害の増加は、これらの展開が日常生活のレヴェルで進んでいることの負の指標である」（Giddens 1994=2002: 109-110）。

伝統や既存の生活様式が人々を規定しないポスト伝統社会では、人々は、身体をどうするか、他者に自分がどう映るべきかを含め、自らのライフスタイルを選択し続けなければならない。ギデンズは、社会全体の再帰性の高まりから摂食障害を論じた。

フェミニズム・ジェンダー論アプローチと社会・文化論アプローチは、人々を摂食障害へと追いやる社会環境を問題化してきた。本書もまた、社会環境を重視する点をこれらのアプローチと共有し、こうした視座を受け継ぐ。しかし次節で見ていくように、本書は次の二つの点でこれらのアプローチと異なる。

まず、私は、特定の何かに摂食障害の原因を求めるという思考形式自体に限界を感じる。発達理論・母子関係論は個人や家族に原因を求め、フェミニズム・ジェンダー論、社会・文化論は社会に原因を求める。だが、両者はともに、原因をどこにおくかが違うだけで、原因論という点で共通している。これに対して本書では、個人の内部や外部に加害的な具体物を想定し、摂食障害者をその被害者として描いていくような思考法自体を相対化していきたい。同時に、本人の内部に摂食障害の原因を求め、「あなたが摂食障害なのはあなたのせい」と、摂食障害者を自己責任へと追いやるような思考法も、ともに相対化していくことを目指す。

次に、フェミニズム・ジェンダー論、社会・文化論では多くの場合、社会環境を論じることに主眼がおかれる。摂食障害が取り上げられていたとしても、社会を論じるためのひとつの社会現象として取り上げられる側面がある。これに対して本書では、摂食障害という個別の事象を理解すること自体に主眼をおく。そのために本書では、ここまで見てきた社会学的研究群とは異なり、次節で述べていく臨床社会学という視座からのアプローチを試みる。

5　〈回復〉の臨床社会学

5・1　臨床社会学という視座

本章では、「個人」、「家族」、「社会」と順を追って摂食障害をめぐる先行諸研究を概観してきた。そして、これらの先行諸研究に対して、本書の立場を、「臨床社会学」と「〈回復〉論」という言葉で表したい。

本書は、摂食障害をめぐる社会環境も問題化していく。だが、社会学者が変わるべきは社会であると論じ、それが必要かつ妥当な主張であったとしても、現実的には社会は急激に変化するものではない。もちろん私は、社会理論や社会変革が不要だとか、それらに期待できないなどと言いたいのではない。それらの必要性を認識しているし、期待もしたい。それでも、目の前の現実を見据えれば、いままさに拒食や過食で苦しむ人々が存在しており、彼らはいつの日か社会の側の問題が解消されるのをただ待つわけにはいかない。いまのこの社会をなんとか生き抜いていかなければならないのだ。人々の苦しみや生きにくさを対象とする臨床研究においては、目の前の個人の苦しみにどう貢献できるかという視点が不可欠になってくる。

社会環境というマクロな視点をつねに意識しつつ、人々のリアリティを把握し臨床へと応用していこうとする学問に、臨床社会学がある。日本の臨床社会学を先導してきた野口は、臨床社会学について「臨床と呼ばれる社会的現実を研究対象とし、研究成果の臨床的応用を目標にする。この二つの要件を満たすものであればどのような理論的立場であっても歓迎する」（野口 2005: 4）と述べる。

「『臨床社会学』は、臨床的現象を対象とする社会学、および、臨床的応用を目的とする社会学の両者を包含する社会学の総称である。（中略）それが臨床的現実の理解をどれだけ深めるか、あるいは、臨床的応用にどれだけ貢献できるかであって、このいずれかの基準を満たすのであれば、その理論的背景は問わない。臨床社会学は以上のようにその研究対象を限定することと応用可能性を重視するところに特徴をもっている」（野口 2005: 3）。

本書もまた、摂食障害を研究対象とし、摂食障害という問題の解消・応用を目的としていることから、臨床社会学に属するといえる。

次に、私が本書で提案し、展開していく「〈回復〉論」というアプローチを、「原因論」と「治療論」との対比のなかで位置づけていきたい。

5・2 〈回復〉論――原因論でもなく、治療論でもなく

摂食障害の原因は、さまざまな水準で研究者たちの探究課題とされてきた。しかし、私がここで注目したいのは、ここまで見てきた先行諸研究の間にある違いではなく、むしろ、これらの議論がもつ共通点である。それは、「原因論」という枠組みだ。

前節で見てきた「個人」、「家族」、「社会」という各アプローチのベースには、病因を特定し、それを除去すれば問題は解消できるはずだ、という基本認識がたぶんにある。問題に直面した場合、原因を探してそれを取り除こうとするのは、私たちの文化で広く共有されている認識のあり方だ。原因論は、時に支援や治療に役立つ。しかし、私が問題にしたいのは「原因を探して、それを取り除けば、よくなる」という思考スタイルに、専門家を含めた私たちの多くが、あまりにも支配されがちだという点である。

そして、摂食障害の原因論には、少なくとも、次のような限界がある。

第一に、人はさまざまな経緯で摂食障害になるのであり、「個人」「家族」「社会」のいずれかのみに原因を帰属させること自体が非常に難しいという点。

第二に、原因を特定したとしても、その原因を首尾よく取り除けるとは限らない。原因が特定でき、かつ、それをすぐに除去できるのであれば、摂食障害で苦しむ人はこれほど存在しないだろう。

第三に、原因論の地平では、過食や拒食に苦しむ人々は、病理的な個人か、問題のある家族の被害者か、問題のある社会の被害者として位置づけられてしまう。被害者としてパワーレスな状態に留められ

てしまうことは、次に見ていくように、回復の阻害要因にもなる。

摂食障害という現象が、原因論の枠組みに回収されてしまうことで、回復へ向けた実践や考察は立ち遅れてきたし、支援や回復もはばまれてきた。臨床家のB・マクファーランドは「摂食障害の臨床に関する論文や研究は増加の一途を辿っているが、そのほとんどが因果関係を直線的で単一の方向性をもったものと考えている医学的モデルや、病理に基づいたパラダイムによっている」(McFarland 1995=1999: 36)と述べ、そうしたモデル自体が治療の障害になっていると指摘している。

「診断することや、発症において原因的な役割を果たしたかもしれない素質、症状の病的な深刻さ、クライエントの食事やダイエットの歴史、感情障害や人格障害・精神遅滞の診断基準にはいる可能性などに焦点をあてた心理検査は、臨床家を、そして必然的にクライエントをも問題と症状という窮地に追い込んだままにしておくものであり、それらのすべてが治療プロセスをきわめて非効率的なものにしている。セラピストが症状とその歴史に焦点をあてる時には、治療を求めてきたクライエントの目標は覆い隠されてしまうばかりでなく、従来からの診断プロセスは、クライエントを『病人』の役割に固定してしまい自己評価の点で正反対の効果を及ぼす」(McFarland 1995=1999: 40)。

私たちは問題に直面した時、その問題を解決しようとして問題の原因を探すことが多い。しかし、マクファーランドも指摘しているように、原因を探求することと、回復方法を探求することは全く別なのだ。こうして彼女は、原因ではなく解決にフォーカスするというアプローチを提唱した。

「クライエントは今日、自分の生活の中にどんな違いを見つけたいのだろうか？　クライエントにとって意味のある方法でうまく生活していくためにどんなことが起こる必要があるのだろうか？」（McFarland 1995=1999: 39）。

マクファーランドのような解決を志向するアプローチと、〈回復〉にフォーカスしていく本書は、共通する部分もある。しかし、臨床家の仕事はなんといっても目の前のクライエントを治すことである。そこでの問いは、「人々をどのようにして治療するか」ということになる。本書では、こうした視座を「治療論」と呼ぶことにする。

他方で、本書は治療論ではない。さまざまな社会環境のなかで回復している人々にインタビューし、回復者本人が語る〈回復〉に至るまでの経緯の物語を追いかけていくのが、本書のアプローチである。そこで、こうした本書の視座を「〈回復〉論」と呼びたい。序章で述べたように、外側から定義される回復とは別に、本人たちが意味づける回復には〈　〉をつけ〈回復〉とした。したがって、本書の視座は「回復論」ではなく「〈回復〉論」ということになる。

原因論、治療論、回復論には、それぞれの強みと弱みがある。そして、原因論、治療論、回復論はきれいに切り分けられるものではないから、本書でも、原因論、治療論的な考え方を援用する箇所もある。どの視座を選ぶかは、何をしたいか、何を見たいかという目的によって変わるし、複合的な視座に立つことで立ち上がっていく研究や臨床もある。したがって、各視座に優劣をつけることに意味はない。それぞれが摂食障害への多様なアプローチのひとつとして、互いに学び合いつつ、状況に即して研究や臨床に有効に活用されていくのが望ましい。

6 〈回復〉をめぐる先行諸研究

本書では、18名の回復者の〈回復〉の語りを見ていくが、ここでは経験者へのインタビューに基づく〈回復〉論の先行研究をいくつか紹介したい(4)。

まず、計量的な調査研究をいくつか紹介すると、拒食症の回復要因を調べたF・トッズィほか(Tozzi et al. 2003)(5)は、患者自身が摂食障害の原因や回復の要因をどうとらえているかにこれまで注意が払われてこなかったと考え、摂食障害の治療プログラムを経験したことのある69名の拒食の経験者を対象にインタビュー調査を行った。調査の結果、回復を促す要素として「支持的な人間関係」や「成熟」が挙げられた。

過食症からの回復を考察したM・ローティほか(Rorty et al. 1993, 1999)は、経験者40名を対象にインタビュー調査を行い、回復要因を調べた。その結果、役に立った治療経験として「共感と理解」(53%)、「他の過食症者とのコンタクト」(25%)などを挙げている。さらに、「友人、家族、恋人が回復にとって非常に助けになった」(53%)と回答されている反面、「母親(55%)や父親(33%)」は回復の妨げになっているとも回答されている。その他、変化が困難だったものとして、「痩せ願望」(80%)と「太ることへの恐怖」(58%)、「食べ物に関する否定的な強迫観念」(55%)が挙げられている。

S・ウッズ（Woods 2004）は、治療を全く受けずに回復した拒食症、過食症の経験者18名へのインタビュー調査を実施し、14名の回復者が回復に最も役立った事柄として、両親、恋人、友達による支持を挙げ、４名が生活の中での経験や楽しみを挙げたとしている。

〈回復〉論には先行研究自体が少ないため、これら計量的な調査研究には大きな意義がある。だがたとえば、回復の要件として支持的な人間関係が挙げられても、〝支持的な人間関係〟とはいったいどのようなもので、それによって個人に何が起こり、拒食や過食の解消にどうつながっているのかといった詳細は、これらの調査ではわからない。これは、インタビューという手法で経験者に迫ってみたものの、最終的に、調査結果を計量的にまとめてしまったことからくる限界だろう。とはいえ、医療や臨床の科学の世界では計量的な研究はいまなお主流であり、計量的な処理をしないと科学論文と見なされない風潮が強いのが現状だ。また計量的な研究は、回復の量的な全体像をつかむのには非常に有効であり、こうした結果は質的調査にとっても多くの示唆を与えてくれる。

他方で、質的調査に基づいて回復を論じた研究として、本書でもすでに断片的には紹介してきたが、次の二つの研究を挙げたい。まず、社会学者で自らも拒食症の経験をもつガレットによる調査研究である。そして、日本の研究としては、社会学者の浅野が回復についても言及している。

C・ガレット（Garrett 1997, 1998）は、摂食障害者と回復者の双方を含む計32名の経験者にインタビューを行い、摂食障害という「問題」ではなく、そこからの「回復」に焦点を当てた考察を行っている。ここでは、回復者たちの多様な物語が取り上げられ、丹念に紹介されている。たとえば、ヨガや瞑想やスポーツ、創作や料理などの行為を通じて、新しい自分や新しい生き方を見い出したという語りがある。

ガーデニングや音楽、絵を描くことなどを通じて、自己と身体の調和を経験するようになったという語りもある。

これらの語りには共通して、宗教的な回心体験のように、自己を超えたところにある大いなる力への気づきや信頼が含まれていたという（Garrett 1998: 187）。そして、回復の語りを分析する際に、彼女が中心に据えたのが「スピリチュアリティ」（spiritually）という概念である。この言葉はセルフヘルプ・グループやカウンセリングといったメンタルヘルスの領域で取り上げられるようになっているが（伊藤・樫尾・弓山編 2004; 葛西 2002）、日本ではまだまだ一般的な言葉とは言いがたい。しかし、ガレットがオーストラリアで行った調査では、経験者たちによって「スピリチュアリティ」という言葉が多用されたという。〈回復〉の物語に頻出する言葉や語彙には、社会・文化的な背景が反映されている。

では、摂食障害の経験者が用いる「スピリチュアリティ」とはどのようなものであったか。それは、周囲の環境、他者、そして、身体、知性、感情を含めた自分自身の多様な側面と、つながっているという感覚（Garrett 1998: xiii）だったという。

ガレットは、回復過程における自己変容をスピリチュアル・プロセスととらえた上で、回復の要素を次の六つにまとめた。

a 食べ物と体重への囚われを捨てること
b 拒食、過食や嘔吐に決して戻ることはないと強く信じること
c 痩せることへの社会的プレッシャーに対する批判を発達させること

d 自分の生命には――実存的、あるいは、霊的に（spiritually）――意味があるのだという感覚をもつこと
e 自分は価値ある人間であり、自分自身のさまざまな側面も人格の一部なのだと信じること
f 社会関係から切り離されているという気持ちをもう感じないこと（Garrett 1998: 67）

ガレットは回復の要素をわかりやすくまとめてはいるものの、回復は突然の変化というより、つねに進行し続けるプロセスとして語られていた点を強調している（Garrett 1998: 186）。そもそも、摂食障害になることも、そこから回復することも、生ある限り続いていく、より良き生の探求に深く関わるプロセスそのものなのだから。

このようにガレットは、回復というものを、自己と身体、自然と社会を結びつけるスピリチュアルな経験としてとらえた。そして、質的調査という手法と宗教社会学という独自の視座によって、科学の言語ではとらえにくかったスピリチュアルな回復を描き出すことに成功している。

次に、国内の重要な質的調査として、浅野（1996）を挙げたい。浅野は、摂食障害者と回復者の双方を含む計10名の経験者にインタビューを行い、女性たちに痩せることを強いる社会環境の考察を展開しつつ、回復についても考察した。そして、回復を次のように明確にとらえた。

「摂食障害からの『回復』ないしは『脱出』を、私はその個人の自己定義権ないしは解釈権が復活することだと捉えている。逆に、摂食障害に陥っている状態とは、その人が自らの状況や自己を定義

する権利や力（パワー）を剝奪されている状態だと定義することができる」（浅野 1996: 24）。摂食障害からの回復を一律に定義することはできないと慎重に留保しつつも、フェミニズム・ジェンダー論アプローチに立脚する浅野は、「摂食障害から抜けだすためには、自らもどっぷりとつかりこんでしまっている『容姿』にもとづく評価の構造を見すえて、そのカラクリを見ぬいてゆくことが必要である」（浅野 1996: 140）と述べる。

「女性たちが語る経験を通じて明らかにされてきたことは、摂食障害を通じて彼女らが直面しているものは、私たちの意識や行為を支配している認識システムだということである。それゆえ、女性たちが摂食障害という迷路から抜けだすためには、摂食障害がそのような認識システムによって構造化されている『社会的現実』であることに気づくことが、なによりも重要であるように思える」（浅野 1996: 127）。

しかし、画一的な美の基準に価値をおく社会の差別性を認識し、それに反対できるようになったとしても、それだけではまだ問題は解決しないという。なぜなら、「ひとりひとりの女性たちがそこで発見した問題とは、『女性』『男性』という性別カテゴリーが抱える問題、さらに、性別をひとつの主要な構成・支配原理として動いている社会の生み出す差別と暴力につらなる問題」（浅野 1996: 156）だからであるという。浅野は、回復を社会環境との関係から把握した上で、その背後に広がる性差別や暴力とい

表3　先行諸研究と本書各章の位置づけ

学問領域	摂食障害の過程			
	発症	維持	回復	
	病因論	様態論	治療論	回復論
精神医学・心理学	発達理論 成熟拒否・女性性の否定説 母子関係論 家族関係論	摂食障害者の心理特性 パーソナリティの病理	治療方法論 症例研究	計量的調査 アディクションの回復論
女性学・ジェンダー論	社会環境 規範の矛盾構造	摂食障害者の心理特性	フェミニスト・セラピー	フェミニズムの回復論
社会学	ダイエット・美容産業 再帰的近代化論 本書第2章（発症過程）	本書第3章（維持過程）	なし	セルフヘルプ・グループ研究 回復者への質的調査 本書第4, 5, 6, 終章（〈回復〉の考察）

った社会的な問題へと考察を展開していく意欲を見せた。

摂食障害からの〈回復〉に着目し、宗教社会学的にアプローチしたガレット、ジェンダー論を一貫させた浅野の両者とも、〈回復〉の物語が不足している現在、いまなお意義ある論考といえよう。本書もまた、質的調査法を用いた社会学研究という点で、この二つの〈回復〉をめぐる研究の系譜上にある。

回復者を対象とした研究は、質的研究、量的研究ともにまだまだ少ない。不可視のものとされていた〈回復〉を量的にも質的にも明らかにしていく作業は、始まったばかりだ。そして私は、〈回復〉の物語は――〈回復〉しなくてもいいじゃないかという物語も含めて、多様で豊かであることが望ましい、と考える。したがって本書は、質的研究だけでなく、計量的研究も含めた先行諸研究に対して、対立し合うのではなく、相補的・補い合う関係を保ちたい。

最後に、先行諸研究と本書各章の位置づけについて、ごくおおまかなものではあるが、表3のような見取り図を描いてみた。

では、本書の〈回復〉をめぐる語りからは、先行諸研究に何を加えることができるだろうか。

注

（1）本書では取り上げないが、遺伝的要素を探っていくなどの生物・医学的アプローチもある。

（2）「近頃は女性の地位が実質的に向上したこと、ならびに性を不潔視する傾向の激減に伴って、かつての患者たちのように女性として成熟していくことを恐れるという現象はほとんどみられません―少数ながら今も存在してはいます―が、平凡な女性になるのはまっぴらだという考えを今日の摂食障害者はひとしなみにもっています。これは摂食障害者の主導観念がかつての『成熟嫌悪』から『平凡恐怖』へと推移したと言えるでしょう」（下坂 2001: 16）。

（3）Boskind-White & White（1983=1991）; Chernin（1985=1989）; Fallon, Katzman & Wooley（1994）; Hesse-Biber（1997=2005）; Malson（1998）; Malson & Burns（2009）; Nasser（1997）; Orbach（1993=1994）; Sobal & Maurer eds.（1999）; Wolf（1990=1994）など、多くの研究がある。フェミニズム・ジェンダー論アプローチの展開は Bordo（1993: 54-69）; Gremillion（2003: 26-28）; Hepworth（1999: 45-65）でまとめられている。

（4）摂食障害からの回復のために大きな役割を担ってきたものに、セルフヘルプ・グループ（以下、SHG）がある。しかし本書では、SHGを調査対象としていないため、SHGを通じた回復は考察できなかった。なお、SHG発祥の地であるアメリカでは、過食症のSHGとしてOA（Overeaters Anonymous）がある。他方、国内最大のSHGとしては、一九八七年に精神科医の斎藤学によって発足したＮＡＢＡ（日本アノレキシア・ブリミア協会）がある。摂食障害のＳＨＧやＳＨＧにおける回復については、Cooper et al.（1994）；Malenbaum et al.（1988）；Wasson & Jackson（2004）などがある。国内では、野村（2008）；ＮＡＢＡ日本アノレキシア・ブリミア協会編（2002）；グループ人魚のくつした編（1998）；斎藤編（〔1991〕1997）；斎藤（〔1995〕1998）などで、摂食障害のＳＨＧの活動の実際が報告されている。家族の会を取り上げているものに、生野・新野（1993）、摂食障害のＳＨＧについてまとめた論考に、生野（2003）がある。

その他、さらなるコミュニティの形態として「リーグ」という実践も提案されつつある。日本ではまだ馴染みがないが、リーグは「人々の人生へのある特定の問題の影響に抗議したいという欲求を持つ諸個人の集まりである。通常、メンバーの大多数はクライエントだが、セラピスト、家族メンバー、友人、教師、ジャーナリスト、そして地域社会活動家といった人々も含まれる。（中略）リーグの関心は、なんらかの認定された具体的問題（たとえば、不安やうつなど）、およびその問題を支持する構造と闘うことに向けられている」（Epston 1998=2005: 187）といったものだ。

たとえば、アンチ拒食／過食リーグは、Epston（1998=2005: 179-212）；Maisel et al.（2004）で取り上げられている。「サポート・グループは、しばしば、特別性と完璧さという考えを支持することによって、拒食症にエネルギーを提供していきます。ですが、アンチ拒食／過食症リーグは、人による非拒食症的、ないし非過食症的ステップを支持します。このことが、とても重要ですし、大きく異なっている点です。それに、リーグの考え方は、もっと、他の『専門家』やサポート・グループから注目されるべきです。それに、リーグは政治的行動主義の領域へと動いています。私たちの中だけでなく、社会、変わりゆく社会という領域において行為に出ます」（Epston 1998=2005: 190-191）。

（5）トッズィには、インターネット上の摂食障害者の記述を分析した研究もある（Keski-Rahkonen & Tozzi 2005）。

第2章　人々はどのようにして摂食障害になるのか
――発症過程の考察

「コントロールはコントロールではない」(Coupland 1991=1992: 154)

「精神的特性を持つシステムで、部分が全体を一方的にコントロールすることはありえない」(Bateson 1972=2000: 430)

本書の主眼は〈回復〉の考察にある。だがインタビュー対象者の語りから、摂食障害になるまでの経緯や、過食や嘔吐を続けてしまう背景についても、これまでの研究に付け加えるべきことがあることがわかった。

そこで本章ではまず、人々はどのようにして摂食障害になるのかという発症過程を見ていく(第1・2節)。その上で、摂食障害という状態ではいったい何が問題なのかを見ていく(第3・4節)。本章では、発症過程と過食の両方について、一般的な摂食障害理解からこぼれ落ちてきた論点を提示できるはずだ。

1　痩せたい気持ちはどこからくるのか

本書のインタビュー対象者18名のうち17名は、摂食障害のきっかけとしてダイエットを挙げていた(1)。ここでいうダイエットとは痩身を目的とした食事制限や運動などの行為をさす。では、摂食障害のきっかけとして語られるダイエットは、そもそもどのようにして始められるのだろうか。

Nさん〈女性／29歳／過食／約7年〉は、中肉中背で特に太っていたわけではないが、中学生の頃から痩せたいと思っていたと語る。

N　〈自分は〉太ってると思ったから。あとね、そうそうそん時さ、あれが流行ってた、オーディションで受けるの、芸能界。で、友達とよく原宿に行ったりして。深い意味はなかった、痩せたいことに。

痩せたいことに深い意味はない。ダイエットは、特に若い女性の間では特別なことではない。それは現代に限ったことではない。本書のインタビュー対象者のなかで最年長のEさん〈女性／46歳／拒食／約2年〉も、二〇年前、20代前半だった頃、〈夏に向かって痩せよう〉という気軽な気持ちでダイエットを始めたという。さらにダイエットは、若者だけの文化ではない。Rさん〈女性／30歳／過食・嘔吐／約10年〉は、母親から〈自分は太ってるからだめ、太ってるからおしゃれできない、太ってるから幸せじゃない、そういうようなストーリーをずっとずっと私は語り聞かされてきた〉という。Rさんは、痩せている方が良いという考え方を〈母親から輸入〉したことで、中学時代にダイエットを始めたと語る。

また、Iさん（女性／23歳／拒食・過食／約3年）のように、〈綺麗になりたい〉というより〈強くなりたい〉からダイエットを始めたというケースもある。

I　どっちかっていうと綺麗になりたいというより、筋肉つけてかっこよくなりたいっていうのがあったんですね。強くなりたいっていう。負けたくないっていうのがあって。……いじめがずっとあって。負けてたというか精神的に弱かったんで、肉体的に強くなれば、精神的に何か言われても仕返しできそうな勇気がもてるかなって。

さらに、ダイエットは必ずしも自発的に開始されるものでもない。ダイエットは、大人たちの指導によって始められることもある。中学時代にバレー部に所属していたAさん（女性／23歳／過食・嘔吐／約9年）は、バレー部の顧問に痩せるように指導されたことからダイエットを始めたと語る。Lさん（女性／26歳／過食・嘔吐／約8年）の小学校では、太りすぎと見なされた子どもたちが選抜され肥満児指導を受けた。この時、選抜されたLさんは、太っているのはよくないということを知った。以後、痩せなくてはという思いは続いていき、高校入学後、女性誌のダイエット特集をきっかけにダイエットを始めることになる。

このように、年齢や性別、生活環境を問わず、現代社会には、ダイエットを始めるきっかけは溢れかえっている。だから時に気軽に、深い意味もなく、ダイエットが始められたりする。この時点では、強烈な痩せ願望はない。

だが、摂食障害には、何が何でも痩せたい、絶対に太りたくないという過度な痩せ願望が伴うことが多い(2)。たとえば、Kさん（女性／36歳／過食／約12年）は、かつての自分の痩せ願望を次のように語ってくれた。

K 〔痩せたいという気持ちは〕誰にでもある程度あるのかもしれないけど。……ガリガリになっても、まだ〔痩せたい〕。だからあれももうはまってて、見えなくなっちゃうんですよね。……だって、38キロになった後も、まだ足が太いとか思ってる。馬鹿じゃないとかって思うけどね、いま考えると。

38キロでもまだ足が太いと思う。こうした、時に常軌を逸するほどの強い痩せ願望は、ボディー・イメージの障害とされ、「肥満恐怖」（fat phobia）と呼ばれるなど、摂食障害者に共通する特徴とされてきた（切池編 2003: 10）。ＩＣＤ－10の診断基準では、Anorexia Nervosa と Bulimia Nervosa のいずれにも、肥満に対する病的恐怖が含まれている（巻末資料2参照）。

しかし、回復者たちからは、ダイエットをする前から強烈な痩せ願望があったということは語られなかった。それでは、摂食障害という状態に至るまでのどの段階で、人々は過度な痩せ願望にとらわれていくのだろうか。

Dさん（女性／34歳／過食・嘔吐／約8年）は、初めてダイエットに成功するまでは、人並みにダイエットを試したりしつつも毎回続かず、のめり込んだことはなかったという。しかし、24歳の時、生まれて初めて痩せることに成功した。

D　最初は仕事が忙しくて食事が食べられなくて、そうすると痩せちゃって。そしたら、あっ、痩せられたというちょっと喜びみたいのがあって。なんか仕事が忙しいのと、でも食べなくても痩せるからいいや、みたいな感じのところがあって、食べなくてっていう状態になって。やっぱり痩せるのは面白かったと思いますね、その時は。……ただ痩せようっていうだけだと意志が弱いからダイエットできなかったんですけど、そういう事があって痩せられたんで、あっ、しめたっていう感じがちょっとあって。

こうして体重が少し減ると、Dさんのダイエットはエスカレートしていった。

D　私の経験上、一番痩せてる時が47キロ位だったんですよ、学生やってる時がその位だったんで。でもそれ以下にはならないだろうと思ってたんだけど、でもやっぱり越えたい越えたいって数字に対するこだわりが出てきて。47キロよりも痩せたい痩せたいって思ってて、47キロに達成したんだけど、もっと痩せたい。46キロ。じゃあどうせなら45キロまでいきたいとか、なんかゲームみたいな感じですよね。数字に対するこだわりがすごくあって、前に戻りたくないし、戻ったら負けだっていう。そういう緊張感というか、これを一口食べたら1キロ太ってしまうみたいな感覚があって、食べ物がもう怖くて怖くて。……以前は、私ダイエットしてちょっと痩せた方がいいかなって思っても、自分がそんな太ってるっていう意識はなかった。ぽっちゃりしてても、でももうちょっと痩せたいかななんて思っても、美味しいものを前にするとやっぱり食べちゃうし、あ、おいしいと思って。やっぱりだめだわ、私にはダイエットはできないってあっさり諦めるんですよね、毎回毎回。なんかそれが達成できたから、なんだ私にもできるじゃんて妙な自信が出てきて。……一回なまじ痩せたのが、勘違いしちゃったんですよね。痩せた、ヤッターっていうのを、なんかこの世の天下を取ったかのように思ってしまって。だから勝負できると思っちゃったんだね。

そして、次第にDさんは、厳しく体重管理をするようになっていったと語る。

D　また元の体重に戻っちゃうからキープしなくちゃいけない。最低でもキープしなくちゃいけない、でももっと痩せられればもっといいっていう感じになって。ちょっと厳しいんですよね。自分の体重に関して厳しくなっていったっていう感じ。

Dさんは、24歳で痩せることに成功するまでは、〈もうちょっと痩せたいかななんて思っても、美味しいものを前にするとやっぱり食べちゃう〉ようなダイエットしか経験していなかった。しかし、偶然減量に成功し、ダイエットがエスカレートしていく過程で、自分の体重に厳しくなっていき、〈これを一口食べたら1キロ太ってしまうみたいな感覚があって、食べ物がもう怖くて怖くて〉という状態にまで至ったと、当時の様子を語ってくれた。ダイエットに成功した後に、痩せ願望がぐっと強まっているのだ。

冒頭に登場したNさんは、〈普通の〉ダイエットと摂食障害の〈きっかけ〉になるダイエットの違いを、次のように述べていた。

N　中学校くらいから痩せたいとか思ってて。たぶん中肉中背だったたんだけど、痩せたいと思ってて、よく友達同士でやるダイエットとかはやったんだけど、それは別に痩せようとか言いながらお菓子食べちゃうような普通のダイエットで。その後は、本格的にすごい痩せだしたのは19の頃で。やっぱりダイエットだね、〔摂食障害の〕きっかけは。その時にものすごく気持ちよく体重が落ちたのが、はまった。

Nさんは、気持ちよく体重が落ち、それからダイエットにはまっていったと語る。そして、摂食障害のきっかけになったダイエットは、次のようなものだったという。

N　最初はね、夕食抜いてた。そしたら、次の日とか体重計ると、すごい痩せてるわけ。夕飯食べないとこんなに痩せるんだと思って、夕食抜き。……夜抜くと痩せるんだってことを知って、それでしばらくがーんと落として。そのうち朝もバナナと牛乳しか食べないって決めて。……どんどん、なんかこう、カロリーとか気にするようになって、一日何キロカロリーの野菜を、とか。食に対するこだわりっていう、それが肥大してく、みたいな。

＊　一回がんと落ちてるんですよね。

N　夕食抜いたことでね。

＊　それでもういいやって思わないで、もっと痩せようと……。

N　思わないねぇ。面白いように落ちたからやっぱり、いけるところまでいって、その時は何キロになりたいっていうより、いけるところまでいきたいって思ったかも。……ダイエットが楽しい、その時は。……つらいんだけど、それ以上に痩せることが楽しくて。全然苦じゃなかったね。過食にいくまでは。……体重も減るし、体も、服もどんどん入るし、逆に既製の服が大きいわっていうのがすごく快感で。

〈面白いように落ちたから〉、〈いけるところまでいきたいって思ったかも〉というNさんの語りからは、やはりダイエットに成功することで、痩せ願望が強まっていることがわかる。

Kさんの場合、ダイエットを始める前には、痩せたいと思ったことすらなかったという。

K　そういうのは全然気にしない方だったんで、かなり〔体重が〕増えても貫禄ついていいじゃんぐらいに思ってたんですよ、剣道やってたから。それが、急に周りが始めて、こんなにあっちゃやばいのかなって思いだしたのは、やっぱり、流行に乗ったんだと思います。でも自分では認めてなかったですけどね、そんなダイエットなんて馬鹿馬鹿しいって思ってたから。痩せたいんじゃなくて、剣道をやる上でのメリットという理由でやってたけど、実質的には流行りに乗っただけ。

ダイエットを始めたのは、単に友達の間の〈流行に乗っただけ〉だった。そんな、Kさんでさえも、ダイエットにのめりこんでいくことになる。

K　最初はなんとなくみんながダイエットしてたからだけど、大学ぐらいになるとだんだん、もうすでにエスカレートしているので、やっぱり、自分は太ってるから、なんか、いつまでたっても、要するにモテないとか、そういう気持ちもきっとあったと思いますね。あった覚えがある。……やっぱり痩せてるのがいいんだと思ってたんですよね、最後は。

＊　最後なんですか？

K　最後っていうか、途中もそうですけど、一番最初はそれほどにまでは思ってなかったですね。だんだん減らすことがゲームになってきて、別になんかただ体重が、数値が減るっていうことだけが楽しい。だから、最後っていうか、大学に入った頃には痩せてる方がいいだろうみたいなのは洗脳されていたと思いますね。そういう社会の情報とかに。……みんながわいわい言っているのを聞いて、そうか太ってるからモテないのかと思ったかもしれないけど、最初はなんかゲームだったような気がするなー。

Kさんの場合、痩せたいからダイエットを始めたのではない。彼女の場合、痩せ願望は、ダイエットを開始する「理由」ではなく、むしろ、ダイエット後についてくる「結果」なのだ。そして、〈やっぱり痩せたいっていう気持ちは、食事コントロールすれば痩せるから、それでますます加速しちゃうみたいな。気持ち自体が〉と語る。痩せたいと思っていなかったKさんもまた、ダイエットに成功した後には、過度な痩せ願望をもつようになっていったのだ。

Jさん（男性／26歳／過食・嘔吐）は、ダイエットの成功とその後の体験を、次のようにホームページに書いている。

《別にダイエットなんて必要なかったんです。食べたいものを食べていたし体重なんて気にしていなかった。それがある日、旅行先から帰ってくると2キロだけ増えてたんです。気に入らなくてマラソンしたり主食を少なくしたりとかカワイイことをしていたらすぐに戻ったんです。それがダイエットを意識的にしたのが初めてだったので「な〜んだ、簡単じゃんか！」て思いました。人間欲深いもので「じゃあ、もっといける！」などと考え出して、のめり込んでいきました。それからはさらに運動量を増やし主食を減らし、そのうち主食を食べなくなってカロリー計算もやりだすようになりどんどん体重も落ちていきました。空腹感に耐えてる自分が嬉しかったし何よりも自分をコントロールできているなどと充実した気になっていたのを記憶しています。》(3)

体重が少し減ると《簡単じゃんか！》と思い、《もっといける！》とダイエットにのめり込む。Jさんも、ダイエットの成功によって、ますますダイエットをエスカレートさせていった。

摂食障害とダイエットには密接な関係があり、両者の関係はこれまでも論じられてきた。そして、摂食障害者の痩せ願望の背景としてしばしば指摘されてきたのが、前章でも見てきた「成熟拒否」や「女性性の否定」である。こうした解釈では、成熟を拒否する心理こそが痩せ願望を生むのであって、ダイエット自体は摂食障害の直接的な原因ではないと考えられている（小野瀬 2003; 下坂〔1988〕2007; 鈴木 1997）。

しかし、もともと痩せたいと思っていた人からも、痩せたいと思っていなかった人からも、ダイエットを始めた後に痩せ願望が強まっていく傾向が語られていた。普通に食事をしていた人々が、何らかのきっかけでダイエットを始め、ダイエットを続ける過程で痩せたい気持ちをどんどん膨らませているのだ。

私たちはダイエットを、「痩せたいから（原因）→ダイエットをする（結果）」という因果関係でとらえがちだ。しかし、肥満恐怖と呼ばれるほどの強烈な痩せ願望は、ダイエットを始める前からあるものではない。回復者の語りからは、ダイエットには、「ダイエットをするから（原因）→もっと痩せたくなる（結果）」という側面があることがわかる。

そして、次項で見ていくように、ダイエットを継続するプロセスで強まっていくのは、痩せたい気持ちだけではなかった。

2　自己コントロールはいつから始まるのか

Kさんは、ダイエットを始めてしばらくの期間は、面白いように体重が落ちたため、体重は〈ずっと減り続ける〉と思うようになっていった。そして、食欲や体重を、〈精神力でどうにかなる〉ものだと思うようになっていったという。

K　体っていうのを無視して考えているんですよね。体が物理的に疲労するとかそういうことを、それも精神力でどうにかなることだって思ってて。なんかね、体ってものを忘れちゃうんですよね。物理的な法則とか、そういうのを忘れてすごい偏っちゃう、精神論に。それっていうのは、たぶん、もともとが、食欲って抑えられないと根性がないとか言われることがある。精神力がないとか、そういうふうにみんな思い込んでいるんだと思うんですよ。食欲っていうのはもともと、精神力でコントロールしてはいけないものなのにって、いまは思うんですけど、それを精神力でコントロールしようと努力するところから始まって、できないことも精神力が足りないって思い込んじゃうところからどんどんどんどん精神論に偏っていっちゃって……。すべて精神力でほかのこと、あらゆることをコントロールしようとしちゃう。

調査時のKさんは、精神力で身体も食欲もすべてを〈自分〉でコントロールできるという考え方を

〈自分教〉と呼び、摂食障害だった頃は〈自分教〉を宗教のようにすっかり信じ込んでいたと語っていた。

〈夏に向かって痩せよう〉という気楽な気持ちでダイエットを始めた前述の最年長のEさんも、体重が減っていく過程の変化を次のように述べている。

E　具体的には何か自分が一生懸命何かをコントロールして体重が減っていくって、もう目盛で、目盛で見えるから、なんかだんだんそういうのが快感になって。自分が強い意志で、毎日を、生活をコントロールすればそれが目に見えた形でね、なっていくっていうのは、痩せてスリムになっていいわー、からどんどんどんどん離れてきて、痩せることが目的みたいになっていって。……ダイエットが病的になっていって、とにかく毎日毎日を、自分を、もう、食生活をコントロールすることが究極の目的。

＊　最終的には美とか綺麗になりたいとかは……。

E　あ、そういうのは全然もうない。つまりは、自分が自分をコントロールできる快感が、数値が減っていくことで見えていくから。とにかく、逆に、物を口に入れるのはすべてそれが肉になり、自分が自分のね、意志に負けたと。

Eさんも〈食生活をコントロールすることが究極の目的〉になっていったと言い、ほかにBさん（女性／26歳／過食・嘔吐／約13年）も、〈とにかくちょっと痩せ始めたら、痩せること、食べる量をコントロールしたりとか、そういうのに、なんか喜びを得る〉ようになったと語る。

このように複数の回復者から、ダイエットで体重が減っていく過程では、それまでなかった自己コントロール欲求が生まれ、それが強まっていく経験が語られていた。

下坂幸三は、摂食障害の発症後のパーソナリティとして「第一に挙げるべきは、『すべてをコントロールしようとする心構え』であろう。それはすでに制御癖という嗜癖になっているといってよい」（下坂 2001: 59）と指摘している。摂食障害者の自己コントロール志向は、強迫パーソナリティと関連づけられるなどして、精神医学や臨床心理学の領域ではたびたび指摘されてきた。そして、自己コントロール欲求の背後には、心理的な問題が想定されてきた。たとえば、「自分が、自分の思い通りにならぬ自分を、唯一摂食という形で自在にコントロールできるというこの体験は、自我の脆い自己評価の低い―誇大評価もかならず並存しているが―彼らに、自分にも力があるという感覚を与えてくれる」（下坂 2001: 53）側面があるという。フェミニスト・セラピストのS・オーバックも、「無食欲症は、混乱してばらばらな内面の生活を安定させコントロールしたいという欲求にある程度刺激されて、発展する。食物摂取のコントロールは、感情的な動揺をコントロールできないことへの改善の試みである。無食欲症者は、自分の身体的願望や欲求―食欲―をコントロールしようとし、そうすることである程度の自尊心を得る」（Orbach 1986=1992: 200）と述べる。

「痩せ願望」と同様に、「自己コントロール欲求」も摂食障害者の心理状態、発達的な問題との関連で論じられてきた。こうした解釈が、摂食障害者を理解する助けになる局面もあるだろう。しかし同時に回復者からは、ダイエットで体重が減っていく過程で初めて、自己をコントロールしたいという強い気持ちが現れてくることが語られていた。これらの語りに依拠すれば、痩せ願望と同様に、自己コントロール欲求もまた、ダイエットを続けるまさにその過程において形成・強化されているといえる。ダイエットを、摂食障害の単なる「きっかけ」や「引き金」としてのみ位置づける解釈は、ダイエットが個人に与える影響を小さく見積もりすぎている。ダイエットという行為そのものに、摂食障害を生み出してしまう作用があるのだ。

しかし、ダイエットによって個人に生じる変化は、「痩せ願望」や「自己コントロール欲求」の高まりといった意識の部分だけではない。次節で見ていくように、ダイエット開始後には、身体的な変化が起こったことも語られていた。

3　過食は「病理」ではない

3・1　過食の始まり

これまで「過食」は、摂食障害の主要な「症状」と見なされ、さまざまに解釈されてきた。たとえば、過食の「直接的心因」として、精神医学の領域では次のような説明がされている。

「神経性過食症 bulimia nervosa（以下ＢＮ）では、種々の欲求不満や孤独感を伴う体験に触発されて発症する場合が多い。クラスにとけ込めぬ不安、除け者にされた孤立感、職場での不適応感、失恋の淋しさなど、不安、悲哀、孤独、怒り、恨み、空しさ、屈辱、悔恨、その他の陰性感情に揺さぶられて、とめどない過食に耽りはじめる」（松下編 2000: 38-39）。

そして、過食は「空腹感とは関係がなく、何らかの心理的な欠落感、空虚感から生じている」（松下編 2000: 43）と推測されている。

また、下坂は次のように指摘する。

「食物は擬人化された主要対象となっており、父と母とのなかに触知される母性的なるもの、父性的なるものとのあらゆる交渉の代理対象となっているとみなしてよいであろう。それだからこそ患者の食物とのあらゆる過激なつきあいは、きわめて貴重であり、簡単には取り除けない仕組みとなっているわけである」（下坂 2001: 89）。

食べ物を満たされない何かに喩える解釈、食べ物を何かの象徴ととらえる解釈は、ひとつひとつ挙げれば切りがない。過度に食べるという行為の背後に「心理的な問題」を想定することは、過食解釈のひとつのスタンダードになっているのだ。

ところで、過食症者の「過食」はかなりの量である。Oさん（女性／26歳／過食・嘔吐／約8年）は、一度の過食で〈スーパーの袋二つ分とか〉を食べていたという当時の過食量を、ブログに書いている。

《ひどい時は月に二〇万円ほど食ってたよ、もちろん安いもの大量に食ってこの金額、高級食材な

んで使っていない。貯金まですっからかんになった時は本やＣＤ売りに行ってまで一食に米五ン合食ってたなあ。》（4）

また、Ｍさん（女性／34歳／過食・嘔吐／約15年）は、〈一回でスーパーで三〇〇〇円分位ですかね。惣菜とかお弁当だったら三つ位は食べて、後はパン一斤とか〉だったという。これだけの量の過食を一日に何度も繰り返す時期もあり、金額的には〈平均で一ヵ月一五万位だから。……ひどい時は〔月に〕三〇万、四〇万位いった時もある〉と話していた。

過食症者は、多くの場合、普通の人が多少の無理をしたところで食べきれないほどの量の食べ物を一度に食べきる。たしかに、やけ喰いなどという言葉があるように、心理的な不快感等を食べることで解消するということは、少なからぬ人によくある経験なのかもしれない。けれども、過食の量をよくよく考えてみると、心理的な原因があったからといって、それまで人並みの食事をしていた人々の胃袋が、突然これほど大量の食べ物を受けつけるようになるとは、どうしても考えにくい。

また、先行諸研究が指摘するように、過去に心理的な問題があったり、愛情不足があったとしても、それらがある年齢に達すると突然「過食」となって個人に再来するわけではないだろう。ある年齢まで普通の食事をしていた人が、一度に大量の食べ物を受けつけるようになるまでの過程には、もっと具体的な契機があると考える方が妥当である。

私が会った過食の経験者は全員、一度はダイエットによる減量に成功するか、別の理由で体重が減るという時期を経て、その後で初めて過食を経験していた。

体重が思い通りに減っていく段階は楽しい時期である。そこには、自己コントロールがうまくいっている満足感や体重が減っていく達成感がある。そんな楽しい時期がずっと続くのであれば、誰も過食や嘔吐で苦しんだりしない。楽しい時期には終わりがあるのだ。

ダイエットで体重を一気に減らしたNさんは、ある日の出来事を、次のように述べていた。

N　ある日糸が切れたように……彼とデートした後に、家の食事が残ってて、それを一気に全部平らげちゃったのがきっかけで。……全然コントロールがきかなかった。あー、こんなに食べたら太っちゃうとか思いながらがーっと食べて。何だったんだろう、いまの衝撃は、とか思ったのがたぶんきっかけだと思う。それが一番初めの摂食障害の入り口。

そして、次のようにも語っていた。

N　最初はさあ、すごい、やっぱり〔体重は〕落ちるんだけどさぁ。……体がやっぱりそこまで落とさないっていう作用が働き出したんだと思うけど、……そういう生活しても落ちなくて。それくらいいからなんかこう、簡単に落ちないから余計のめり込むけど、なんか、落ちない数字に腹立たしくなったりとか。

Fさん（女性／30歳／過食・嘔吐／約11年）も、一度は痩せることに成功したものの、次第に痩せにくくなっていったと語る。

F　うん、〔ダイエットに成功したのは〕一回ね。本当に一回ね。あとはね、もう痩せて、ほんとあとの方はリバウンドして痩せて、リバウンドして痩せて、がちょっとずつ。やっぱ増えてっちゃってね。どうしてもね、痩せにくくなってね。……一回戻れた経験があるから、本当に頑張れば何とかなるんじゃないかと思うんだけど、やっぱ元の体重がどんどん増えてくから。

食欲をコントロールできる快適な時期は長くは続かない。体重が減っていった時期と同じような食生活を続けても体重は減らなくなり、それどころか、コントロールできないほどの食欲にも襲われるようになったのだ。

前述のOさんが、初めて過食と嘔吐を経験したのは、留学先でのことだった。

O　お年頃になってくると気にしてダイエットとかするんだけど、反動でまた太ってってていうのを繰り返して。この16歳の時は珍しくダイエットが長続きしてたんですよ。半年くらい上手くいってたんですよ。で、ある日我慢できずにクッキーを一袋食べちゃって、あっ、その時イギリスに行ってたんですよ。プチ留学みたいなやつでサマースクールみたいなのやってて。その寮でクッキーを食べちゃって、どうしようかと思って同じ日本人の子に愚痴ったら、私は食べすぎたらたまに吐いてるよとかって言われて。まあ実際そうやって過食して吐くような人がいるとかも、頭では知ってたんだけど、自分がやってみようとはいままで思ってなくて。その時初めて、じゃあ吐いてみようと思って。でもやってみたけどうまく吐けなかったのね、その時は。でもその後、なんかぼちぼちグワーッて食べすぎちゃうようになって、それまでの反動もあったし。で、吐くのもそのうち上手くなってきて、一ヵ月位したらもうプロみたいになってて。もう毎食食べて吐いてっていう感じにすぐなって。結構すぐ廃人みたいな感じになって。

Oさんは、初めて吐いてからほんの一ヵ月で過食と嘔吐が習慣になり、〈結構すぐ廃人みたいな感じ〉になっていったと語る。さらにこの後、過食と嘔吐が激しすぎて、高校にも通えない状態になっていった。

また、Dさんは、過食と嘔吐の始まりを次のように話してくれた。

D　友達が、自分はいつも飲み会が終わった後吐いてるって話をしてたんですよ。……次の日なんかもお酒残っちゃったりするから、自分はもういつもまず帰ったら吐いて、それからシャワーを浴びてスッキリするってカラッと言ってるんです。凄くサラッと。えー、そんなことしてるんだと思って。それが何となく頭にこびりついてて、食べすぎたと思ったら、そうだ吐いちゃえばいいんじゃないかと思っちゃった。それで吐いて、最初は上手に吐けなかったんですけど、そのうち上手に吐けるようになっちゃって。それがいけなかったんですね。吐けばいいやっていうのがあるから、食べるようになっちゃうっていう悪循環になっちゃって。とりあえず最初は我慢しよう、食べないでいようと思うんだけど、やっぱりあーって食べちゃう。ちょっと食べたらいっぱい食べちゃって、吐けばいいやって思うから、もうどんどん食べちゃって吐いて。

Dさんは、嘔吐を覚えることで、過食の量や回数も、次第に増えていったと語っている。体重を思い通りに減らせる時期は長くは続かず、ダイエットの反動によっていずれ過食衝動がやってくる。そして、人によっては、過食を帳消しにするため、嘔吐をするようになっていく。するとさらに過食が激しくなっていく。こうしたプロセスをたどって、ちょっとしたきっかけでダイエットを始めただけの人が、毎日のように過食し、嘔吐をするようになり、「摂食障害」と呼ばれる状況に陥っていくのだ。

3・2　過食症者は食べていない

過食症というと、大量に食べるというイメージが先行しがちだろう。確かに、過食症者は瞬間的には大量に食べる。だが、過食症者の生活には食べていない時間帯ももちろんある。

Oさんは〈〔過食したものは全部〕吐いちゃう。で、吐ける状況じゃなかった時は食べなかったです。……水とお茶以外は、カロリーのあるものは〉と語る。吐かない時は食べていないのだ。

Mさんも、食べたものはすべて吐いており、体のなかに食べ物を留めるということがなかった。〈吐けなかった物を消化してたみたいな感じ〉の食生活が続いたという。

Nさんの食生活は、〈食べると後悔してずっと食べないっていうのはありました。だからその反動で、食べない。食べない、食べない。で、反動でドカ喰いしてっていうのの繰り返し〉だった。嘔吐は〈すごくやりたかったんだけど……吐けなかったからうがいと断食。で、太るじゃない？……そうすると、一日二日とか抜いちゃう。また戻ったと思って気を抜いてまた過食して。不規則な食べ方だったかな〉と語る。

Dさんは、過食以外の時間帯にほとんど食事を摂っていなかったにもかかわらず、〈〔過食を〕我慢ができないから意志が弱いってずっと思ってたんですよ〉と語っていた。

Kさんは、〈いま考えてみたら一日二日も食べなかったら〔過食するのは〕当たり前だよ〉と当時を振り返り、過食症を〈リバウンド病〉だと指摘する。現在ではこう語るKさんも、過食をしていた当時は、食べてしまうのは〈精神力が足りないからだ〉と思っていたという。そして、Kさんは、過食が悪化していくなかで生活がままならなくなり、もう痩せなくてもいいという境地に至ったが、どうすれば激しい過食衝動を治めることができるのかが、当時は全くわからなかったという。

K　結局、自然な食欲をコントロールしちゃって、もう自然な食欲はないわけじゃないですか。コントロールしすぎちゃって。

＊　そうですね。

K　そうすると、それを元に戻す方法を知らなかったってだけなんですよね。……過剰な食欲をなんとかするために、過剰だから抑えなきゃいけないと思っているだけで、ちゃんと食べれば治るってことを知らなかった。

＊　過剰なら抑えればいいって……。

K　でも、ほとんどの人が知らないでしょ、それ。

ここまでの語りからは、過食症という問題は、「食べすぎてしまうこと」にあるのではなく、むしろ「食べていないこと」や食べても「吐いてしまうこと」にあるといえる。過食症というと、大量に食べるというセンセーショナルな姿ばかりが注目されがちで、過食症者が、過食をしていない時には食事をほとんど摂っていないことには、注意が払われないできた。

さらに過食は、心理的な問題に起因すると解釈されがちであり、たとえば、黒川らは、「人は、愛情の代わりに食物を求めることによって摂食障害になる」（黒川・上田 1998: 112）とし、「愛に代わるトランキライザーとして『食物』に依存しようとしている」（黒川・上田 1998: 112）と述べている。しかしLさんは、社会に流布するこうした考え方に対して、次のように反論している。

《「当時の成功体験（絶食で痩せた）に味を占めて、いつまでも同じやり方（食べる量を減らすこと）に固執し、再び成功する（痩せる）ために絶食だけにしがみついて、それをエスカレートさせることで痩せようとしており、本当は全然いい手段ではないのに手放すことができなかった」のだ。そして、それが結果的に招いたのが、七年間にわたる過食嘔吐である。私のやっていた過食嘔吐は、立派な依存だったのだと思う。ただ、私は、よく言われがちな「むちゃ喰い依存」（過食することに依存すること）だったのではなく、むしろ、「絶食依存」「ダイエット依存」（痩せることに依存すること）だったように感じている。ただ、それを認めてしまうのは、ずっと怖かった。自分の痩せ願望への依存を認めてしまえば、そこを根本から直すこと、それによって痩せた体型を失うことが必要なのだと、認めるようなものだと何となく気付いていたから。》(5)

Lさんは、自分は「過食することに依存」していたのではなく、「痩せることに依存」していたのだと述べる。

慢性的な食事制限が過食を引き起こすことは、古くはミネソタ大学の飢餓実験（Keys et al. 1950）以来、これまでも指摘されてきた（Cooper 1993=1997; 浜垣 2005; 松本ほか 1997; 村上 2003; Palmer 2000=2002; Polivy & Herman 1985）。

D・M・ガーナーはダイエットが短期間でうまくいくことは疑う余地がなく、人々は一時的には体重を落とすことができるが、体重減少はあくまで一時的なものであり、「身体が良いと感じる」、もとの自然な体重に戻ろうとする、たゆむことのない生理的な圧力から免れることはない」（Garner & Garfinkel eds. 1997=2004: 153）と指摘する。また、浜垣誠司は過食の原因を十分な栄養摂取ができていないことと考え、治療の場では、患者にも過食の生理学的説明をしていると述べる（浜垣 2005）。

過食をしてしまうこと自体は、「意志の弱さ」でも「心の病い」でもない。食べないことへの反動で食欲が過度に強まるのは、身体にとっては自然な現象なのだ。しかし、社会的には、過食は心理的な問題と解釈され、過食症者は大量に食べている人というイメージを付与される。本人たちも、自分たちは食べすぎているのだという自覚から、意志の力を強くして食欲を抑えようとする。これは、過食症者をさらに食べない方向へ、つまりは、さらに過食が激しくなる方向へと追いやってしまう。

本節では、人々が過食に至るまでの経緯を追い、過食について再考してきた。大量に食べるという点だけを見ていても、過食を理解することはできない。絶食や嘔吐など過食症者の食べていない時間帯、そしてそれまでのダイエットの履歴を含め、彼らの食生活全体をとらえることで初めて、過食のからくりが見えてくる。

4　心身二元論と自己コントロール

ここまでダイエットと摂食障害との関係を見てきたが、ダイエット行動のベースには、「自己」には身体をコントロールする力があるという考え方、すなわち「心身二元論」的思考がある。これは近代西欧社会に浸透している自己観、身体観だが、ダイエットとは、まさに心身二元論を体現する行為だ。摂食障害が、心身二元論の究極の表れであることは、これまでも指摘されてきた（Bordo 1993; Garrett 1998; 圓田 2001）。

たとえば、S・ボルドは、西欧文化のイデオロギーに由来する心身二元論的な身体観を次のようにまとめている。(1) 身体は私ではなくエイリアンとして経験される、(2) 身体は制限や限界として経験される、(3) 身体は敵であり思考を混乱させる原因として非難の対象になる、(4) 身体は私たちのコントロールへの試みをおびやかすものである。そして、これらはまさに、摂食障害者の身体観を表しているという（Bordo 1993: 139-148）。

Kさんは、〈体っていうのを無視して考えているんですよね。体が物理的に疲労するとかそういうことを、それも精神力でどうにかなることだって思ってて〉と述べていた。Nさんも、身体について、〈いますごい大事にしてるけど、ホントにあの時は、壊れる死ぬとかそういうことより、痩せる、みたいな。……胃を半分に切りたいとか思ってた〉とし、次のように回想してくれた。

N　心と体が全く分離してたね。自分の体なんだけど、なんか極端に言うと触っても感じない、みたいな。分離感があった。いまは心と体ってものすごい密接してると思うのね。……そういうのがよくわかんないっていうか。……物として扱ってたのかな、体のこと。

心と体が分離していたと語るNさんは、「心と頭はまた別」だとも述べている。

N　心と頭ってやっぱりまた別物で。頭っていうのはさ、理性じゃない？　たとえば、人の目を気にするとか、この人にこう言ったらこう思われるとかっていう。頭って考える場所じゃない？　そこの改善がすごい大事、考え方の。……昔は頭で生きてた、そうそうそう。……で、ホントに簡単に言っちゃうとさ、頭の思考を変えれば、摂食障害って治っちゃうと思うの。

Nさんは、心と体と頭を丁寧に分けた上で、摂食障害だった頃は〈頭で生きてた〉と語る。これら回復者たちの指摘からは、摂食障害者は、精神や理性、意志の力などの「自己」には、食欲や感情といった「身体」をコントロールする力があるという自己コントロール幻想を生きていることがうかがえる。そして当時のそうした思い込みが、回復者の語りでは相対化されている。

過食とは、大量に食べるというその瞬間だけをとらえれば、コントロールが破綻した状況にみえる。しかし、摂食障害者が、絶食や嘔吐によって絶えず体重をコントロールし続けている点を考慮すると、過食は、コントロールの破綻というよりもむしろ、身体への過度なコントロールの反動として理解できる。

本章では、人々が摂食障害という状態に至るまでのプロセスを追いかけながら、過食について再考してきた。次章では、摂食障害という状態が、長期に渡って維持されるプロセスについて考察していく。

注

（1）例外はＧさん（男性／28歳／過食・嘔吐／約６年）のみで、Ｇさんは、大学受験の浪人時代、食事を摂ると眠くなり受験勉強がはかどらなくなることから、食事を減らしたり、嘔吐するようになったことが摂食障害のきっかけだったと語っている。

（2）痩せ願望が伴わない（non-fat phobia）摂食障害の事例はアジア圏で報告されている（Lee 1995, 2001）。

（3）http://homepage3.nifty.com/rx-78-cas/kokoro.htm, 2004.3.24

（4）http://plaza.rakuten.co.jp/genevieve/diary/?ctgy=5,2007.5.31

（5）http://homepage3.nifty.com/girlsschool/mental2_13.htm, 2003.4.1

第3章　自己否定はどこからくるのか——維持過程の考察

「西洋社会がいたるところに分裂生成を生み出す社会だ、ということを認めるとき、西洋文化のさまざまな組織や個人は、程度の差こそあれみないずれも暴走状態にあると考えざるをえなくなる。形はいろいろあるにせよ、『耽溺』こそが、個人個人の生活に至るまで、我々の生きる産業社会のあらゆる側面を特徴づけているのだ。アルコールに（あるいは食物、ドラック、タバコに）依存することも、地位、仕事の実績、社会的影響力、財産などに依存することも、構造的には同じであり、より精巧な爆弾を作ろうという欲求、すべてのものを意識によって支配しようという欲求も、それらと変わらない。特定の変数だけを最大化させるようなシステムはみな、それらの変数を最適化する自然の定常状態を破っているのであり、したがって必然的に暴走状態にあるものとして見なくてはならないのである」（Berman 1981=1989: 282）

1　「自分はだめだ」という思い

過食や嘔吐には、数年に渡って繰り返されるという長期化・慢性化の問題がある（石川ほか編 2005）。たとえば、Mさんは約15年間過食と嘔吐を繰り返し、Kさんは約12年間過食に苦しんだ。摂食障害とは数年に渡って、時には10年以上、継続される状態なのである。本書の対象者の場合、ダイエットを始めてから回復に至るまでのおおよその期間について、2年未満が1名、2年以上5年未満が5名、5年以上10年未満が7名、10年以上が5名であった。みな数年に渡っている。

そこで本章では、摂食障害という状態が維持される過程を見ていきたい。長期化の背景は、多角的な視点からとらえられるべきだろうが[1]、本書では、ダイエット、そして過食や嘔吐が続けられる間にどのようなことが起こっているのか、語りから迫ってみたい。その際、ここでは〈自分はだめだ〉というような自己否定の語りに着目した。

【価値がないから価値を与える】Rさん

Rさん（女性／30歳／過食・嘔吐／約10年）は、小学生の頃から医学部を目指して受験勉強をしていた。こうした彼女にとって、テストの点数を上げることと体重を減らすことは、〈数字に代えて自分の価値を測れる〉という意味で同じだったという。

R　受験勉強っていうよりも点数を取ることだね。勉強自体はちょっと趣味みたいな部分もあったから。テストで点を取ること。だから数字という意味では、体重と一緒。体重が下がる、点数が上がるっていうことで。全部もう、数字に代えて自分の価値を測れる、という意味での。やっぱほら、自分の価値ってさ、本当は数字化できるものじゃないし、誰かと比較できるものでもないと思うんだけど。やっぱり、数字で比べられたりとかするとわかりやすいじゃない、本人にとって。で、安心感が得やすいっていうか。とりあえずここがダメでも、ここがあれば大丈夫みたいな、なんかそういう、すがる道具になっていくじゃないですか。

そして、体重を減らすことについて、次のように語っていた。

R　かなり醜形恐怖で、すごいゆううつな日々を過ごしてた時期があって。だから初めから美しくなるっていう方向性は、なんか初めからちょっと捨ててた部分があって。だからせめて体重だけでもみたいな。だからたとえば、お友達が45キロだったとするじゃない、私は42キロだとするじゃない、そうすると3キロ勝ってるっていう発想になるわけよ。……極端に言えばそんな感じ。でも勝ってるっていっても、勝ち誇ってるんじゃなくて、そもそもが自分醜いし、なんかこう、なんていうのかな、すごく人に受け入れられない、なんか人ともうまくやれないしっていうすごーい低い自尊心の心で、そのサイズの勝ちっていうのが、すごい大きな価値をもつわけ。なんか。うん。なんかそういう感じかな。だから体重に関しては、美しくなるっていうよりも、その3キロの勝ちが欲しくて、痩せ続ける、と。……そういうものに、自分の低い自尊心を、なんとかブイみたいに引っ掛けてぶら下がってたんだって感じる。

こうしたRさんは、摂食障害であった頃の状態を、回復後の状態と比較して次のように語っていた。

＊　当時といまの違いは？

R　私は私のまんまでいいじゃんというのがあるかないかじゃない？
＊　以前は、私は私のままではなくて？
R　以前は、私は生きている価値がない人間だと思ってたの。いまは価値があるとかないとかではなくて、私は私でいい、それでいいじゃん、という……。
＊　価値ですか。
R　価値がキーワードです。

Rさんの経緯は次章で詳しく見ていくが、回復した現在は〈価値という土俵〉を降りているという。そして、かつてのRさんがとらわれていた〈価値という土俵〉とは次のようなものであった。

R　価値、無価値という二極対立から自分は、まあ逃げ出すかというか、抜けるかというか、土俵からどう降りるか。だから、土俵の中はさ、二極対立で東西があってノコッタノコッタの世界なわけじゃん。……さっき言った生きづらくなる社会規範っていうのは何かっていったら、土俵の中しか生きる世界がないっていうのが、すごく生きづらくなる社会規範なんじゃないかと思います。……土俵の中というのは二極対立の世界、価値がある人ない人、お金がある人ない人、大きい人小さい人、太っている人痩せている人、なんか全部そういう世界で、価値しか生きる世界がないし、負けた人は敗者としてしか生きる道がない、そういう土俵の中しか世界はないんだという洗脳、マインドコントロール……。

Rさんはそもそも自分に価値や自信を与えようとしてダイエットを始めた。しかし、〈価値があるっていうことを言ってしまうと、必ずないっていう反対が生まれてしまう〉と語っている。ダイエットによって、「痩せて価値のある自分」と「太った価値のない自分」とに自己は分割され、後者は否定の対象になる。つまり、皮肉なことに、価値がない自分に価値を与えようとしたダイエットが、「痩せていない自分には価値がない」というさらなる自己否定を招き寄せているのだ。

Rさん同様、摂食障害になる前から、自分には生きている価値がない、自信がないという感覚があったと語る対象者は複数いた。しかし同時に、摂食障害になる前は、生活上の問題を特に抱えておらず、自己評価も低かったわけではないと語る者も複数いた。以下では、摂食障害になる前には、〈人生を楽しんでいた〉というNさん、〈人生順調だった〉というDさんの語りを見てみたい。

【人生を楽しんでいた】Nさん

Nさん（女性／29歳／過食／約７年）は、19歳から始めたダイエットが成功した後に過食が始まり、その後、約７年近く過食と絶食を繰り返した。ダイエットが成功するまでは、〈普通の人だったね、私は。なんかいわゆる、なんか、今時じゃないけど、普通に生活をしてて、人生楽しんで、逆に楽しんでる方だったたんだけど〉というように、人生を楽しんでいたという。

N　たぶん小さいのはあるんだろうけど、コンプレックスとかは、そんなに浮き出るほど気にしてなかったからね。……あとやっぱりお友達のなかで、同世代のお友達のなかで、かっこよいたかったとか、そういうどっちかっていうとプライド的なことはすごい高くて。……かっこよくいたかった。それが強かったかもね。

＊　自信がなかったとか、そういうわけではないんですね。

N　うん、ないね、別に。ま、思い当たるのはないいな。……なんか目指すものがさぁ、モデルとかだったわけ。『ＪＪ』を見てこれくらいにならなきゃとか。……基準がそういうプロの人たちだったんだよね。……たぶん理想がすごい高い。うん。

そして、摂食障害になる前と、過食をしていた頃と、回復した後の違いについて次のように語ってくれた。

N　〔摂食障害に〕なる前はね、私は性格的には自由奔放で天真爛漫だったの。人に何言われようとあんま気にしなくて。なんかこう人の顔色をうかがったりとか、そういうことを一切しない。自分は自分でこう、一般的にジコチューだねって称されるぐらいな性格で。……でも摂食障害だった自分は、自分に自信がない面がものすごく出てきたから、人の目は気にするし、人の言動にも一喜一憂するし、自分がなかったね。

＊　じゃあ、なる前となった後にだいぶ性格変わってますね。

N　ぜんぜん違うよねー。いま考えると。もともとあったのかもしれないけど、そういう面が。でも昔はその自由奔放な自分がものすごく表に出ていて、そういうのはたまにしか出てこなくて、逆に、過食だった時はほんとにそのネガティヴな自分が、そっちがものすごく出ていて、本来の自分が隠れてる状態？　やっぱり、どんなに自由奔放っていっても社会というか周りに人がいるわけだし、いろいろ気にしたりする側面ももちろんあったんだろうけど、でもそれを無理しないで普通に素直に振る舞えてた。だから問題なかったんだと思う。でも摂食障害になって、私はおかしい人間だと思ってたし。……病気だから人にも嫌われるんだとか思って、どんどん内向的になるっていうか内向きになる。

＊　いまは？

N　本来に戻りましたねー。だから治ったんだと思う。

Nさんはもともと自分に自信がなかったわけでもなく、〈自由奔放で天真爛漫〉だったという。しかし、過食をしていた期間は、過度に〈自信がない〉、〈自分がない〉状態が続き、回復後は、また本来の自分に戻ったと語っている。

【人生順調だった】Dさん

過食と嘔吐を約8年繰り返したDさん（女性／34歳／過食・嘔吐／約8年）の人生は、24歳の時にダイエットに成功するまでは、穏やかで順調なものだった。

D　コンプレックスはなくはなかったんですけど、そんなに気にしなかったですね。もう適当なところで妥協して、まあいいや、これくらいでいいだろうって。……自信に満ち溢れてるってほどではないですけど。まあまあかなって思ってました。こんなもんかなって。……人間関係では恵まれてたと思うんで。……人生順調だったと思います。

こうしたDさんは、過食や嘔吐をしていた頃のことを、次のように語っていた。

D　自分がやっぱり食べすぎちゃうのが悪いんだし、吐くのも、ずるいし。……でもやっぱり吐かなかったら太るからやだってなるんですよね。だからすべては意志が弱いのね。過食もね、途中でやめればいいのに、ちょっと食べて、それでやめればいいのに、どうせ吐くからいいやって。自分に甘い。……意思が弱いんですね。……拒食を続ければいいんだけど、続けられない私が悪いんだわって。

Dさんは過食をすることや吐いてしまうことを、〈自分に甘い〉〈意志が弱い〉〈私が悪い〉と思っていたと語る。そして、過食や嘔吐をしている期間は、次のような状態だったと回想している。

D　吐いたりとかすると、こんなことしてるの、私だけだろうと思うし、やっぱり恥ずかしいと思うし。人に知れたら、もう自分とは誰も付き合ってくれないだろうとか思うし、それもありましたよね。私って最低だーって。……もう自信がないんですよ。自分が世の中で、一番最低だと思ってるんですよ。

Dさんも、摂食障害になる前は特別自信がなかったり、生活上の問題を抱えていたわけではない。しかし、過食をするようになってからは、〈自分が世の中で、一番最低だ〉と思うようになっていった。このように、もともと人生を楽しみ、自信があった人、順調に生きてきた人からも、過食や嘔吐をしている期間は、〈自信がない〉（Nさん）、〈自分が世の中で、一番最低〉（Dさん）など、自分を責める状態に陥っていたことが語られていた。

【本当の自分はもっと立派な自分だと思ってる】Kさん

ここまで見てきたDさんたちとは異なり、Kさん（女性／36歳／過食／約12年）は〈発症中も〈自信は〉あった〉という。そして、〈摂食障害の時期だけ性格が変わったとは思っていない〉という。

K　結局、食べないっていうことを、精神的なものでどうにかできると思ってるから、その部分ができないこと、それがどうにかできないっていうことによってどんどんどん、悪い方にいっちゃって、で余計考え込みやすくなったとかいうのはあるにしても、なんて説明すればいいのかな。……自信は、自分であんまり言いたくないけど、自信は、中身もないのに、結構あった。

＊　ずっと？　発症中もですか？

K　発症中もありました。……うん。結局、だから、さっき言った、その嘘だと思うっていうのは、結構おんなじような人がやっぱりいて、私はすごく人より劣ってるって言ってる割には、実は心の奥底ではすごい自信があって、すごい自信があってその理想像に近づけないがために、自分は劣ってるっていう言い方をする人がやっぱりいるんですよね。……いまの自分は本当じゃないから、本当の自分はもっと立派な自分だと思ってるようなところがあるっていうので。

Kさんは、摂食障害のホームページをもっていることから、これまで、メールなどを通じて多くの摂食障害者と関わってきている。そうした経験から、摂食障害者が自信がないと言うことの背後には高い理想があり、〈その理想像に近づけないがために、自分は劣っている〉という側面があると指摘している。

2　ダイエット行動の悪循環

ここまで、数名の語りを紹介してきたが、摂食障害になる前から自分に価値がないと思っていたという語り、コンプレックスはなかったという語り、自信はあったという語りと、さまざまであり、一般化することはできない。現代社会では、多くの人々が摂食障害になるのであり、彼らは成育歴も摂食障害になる前の生活も性格傾向も多様なのだ。

しかし、Kさんの語りには、ここまで見てきた異なる語りに共通点を見い出すヒントが含まれていた。

K　（体重が）いまのところよりちょっとでも増えるとすごいショックだった。

＊　なんでショックになるんですかね……。

K　ずっと減り続けると思ってるからでしょう。なんていうか、なんかそれで、自分がだめだと思っちゃうんですよね。なんか、自分に足りないからまだ減らせないんだ、みたいな。心がけが悪いから、みたいな。心がけっていうと変だけど。……なんていうのかな。全部自分の精神力でコントロールできると思ってたから、減らすんだったらがんがんがんがん、減らせると思ってたから。それでも増えちゃうっていうのはなんか努力が足りないんだ、精神力が足りないんだって思って。体重イコール自分の精神力みたいな。

体重は、自分の精神力でコントロールできるものだと思っていた。だから、思い通りに痩せられない場合、〈自分がだめ〉だという自責感が生まれる。Kさんはそんな経験を語っている。

ここまで見てきたRさん、Nさん、Dさんも、過食や嘔吐を始める前の経緯は異なるが、みんな過食や嘔吐をしている時期は、自分に対して、〈自信がない〉、〈最低〉、〈意志が弱い〉などの状態だったと語っていた。彼女たちの語りも、Kさんの経験から理解できるのではないか。

つまり、ダイエットが成功している期間は、体重は意志の力でコントロールできる対象であった。けれども、思い通りに食欲をコントロールできるのは一時だけで、次第に痩せにくくなり、過食衝動に襲われるようにもなる。しかし、彼女たちは相変わらず、体重は意志の力でコントロールできるものだと思い続ける。その結果として、痩せられないことや過食の衝動は、彼女たちには、身体の自然な反応としてではなく、自分の意志の弱さとして受けとめられていく。

ダイエットをしては過食してしまう日々とは、いわば、挫折し続ける日々であり、過食のたびに自責感をつのらせ続ければ、〈自信がない〉〈最低〉〈意志が弱い〉と自己否定的になっていくことは想像できる。

さらに、自信の喪失は、さらなる絶食や嘔吐の契機にもなる。たとえば、ダイエットを始める前は〈お気楽な性格〉だったというDさんは、次のように語った。

D　私が一番だめだって自分自身がすごく思ってて、だからこそせめて、私の方が痩せてるっていうことで勝ちたいというか、そういう気持ちがあったりとか。それが頼りですみたいな感じで。

Dさんは、過食と嘔吐ばかりしている自分はだめだと思うからこそ、なおさら痩せたい気持ちが強まったと語っている。けれども、自分はだめだという思いは、まさに痩せようとすることから生まれているのだ。こうして、「自分はだめ」だという思いは、一巡して、痩せ願望やコントロール志向のさらなる強化へと循環的につながっていく。

ここまでの語りから、過食症者がもつ自信のなさや自分はだめだという思いは、身体の変化（ダイエット初期の痩せやすい身体から、痩せにくい身体への変化）に、認識（身体は意志の力でコントロールできるという考え）が対応していないことから生まれていると考えることができそうだ。そして、〈一回戻れた経験があるから、本当に頑張れば何とかなるんじゃないか〉（Fさん）と、次の成功を目指して痩せた身体に戻るための挑戦が続けられていく。こうして、嘔吐や絶食やダイエットは続けられていく。それに伴い、過食もまた続いていくのだ。

これまで、自尊心の低さや無力感は、摂食障害者の特徴として精神医学や心理学の領域で指摘されてきた（American Psychiatric Association 1993=2000: 15）。すでに古典ともいえるH・ブルックの著作（Bruch 1978）でも、摂食障害者の「自分が無力で無価値だという確信」は非常に根深いとされ、幼少期の食事の仕方や家族関係などに起因する発達に関わる問題としてとらえられている。摂食障害臨床を主導してきたD・M・ガーナーとP・E・ガーフィンケルの編著でも、「自尊心の欠如が、しばしば摂食障害の発症前に生じていることはよく知られている。プライドと体重コントロールを貫徹することが、このような（自尊心の欠如という）苦痛を一時的に軽くするのである」（Garner & Garfinkel eds. 1997=2004: 134）と述べている(2)。

しかし、本章の考察からは、摂食障害になる前の生活歴がどのようなものであれ、ダイエットが成功して体重をコントロール可能なものと思い込み、同時に、痩せていない自分を否定するようになれば、過食をする自分、痩せていない自分への否定状態が続き、結果的には低い自尊心／自己評価が産出されることになる。そしてそれは、ダイエット行動を長期化させていく契機をもはらんでいる。

Lさんも、次のように語っていた。

L　そこまでは自分のこと好きだと思えるものが、いっぱいあったんですよね。……なんかいろいろあったはずなのに、そういうものが全部見えなくなってしまってからは、とにかく、痩せていなければだめ、全部だめ、みたいな。痩せれば自分のこと大好きなんだけど、そうなってなければだめみたいな、そのあたりですごく自己評価が。で、その間で太ってる時もあれば痩せてる時もあって、それこそ太ってる時期なんて本当に外に出れないですよね。

本章では、摂食障害の特徴とされてきた「強い痩せ願望」「自己コントロール欲求」と同様に、「低い自己評価」(3)は、ダイエット行動を継続する過程で、次第に強められていくことを指摘してきた。第2・3章では、「強い痩せ願望（肥満恐怖）」「自己コントロール欲求」「低い自己評価」という、摂食障害者の特徴とされてきた傾向が、摂食障害になる前からあったものではないことを、語りに基づいて述べてきた。それらの傾向は、ダイエット行動を継続する過程で形成されていた。

このように、摂食障害という状態が人と社会環境との相互作用プロセスのなかで構築されるのであれば、回復もまた、さまざまな行為の連鎖によって構築されるはずだ。そして〈回復〉の物語は、偶然や予想外の出来事に彩られる人生の物語の一部であるはずだ。次章では、18名の回復者による〈回復〉に至るまでのストーリーを見ていきたい。

注

（1）慢性化の背景はあまり研究されていないが（Palmer 2000=2002: 232）、国内では、半飢餓状態の影響（武井 2004; 野添・長井 2005）、家庭環境（東ほか 1990; 金子ほか 1990; 武井 2004; 武井・野添 1990）、人格・パーソナリティと難治化の関係（金子ほか 1990; 水島ほか 1990）、医療機関での初診までの期間が長いこと（武井・野添 1990）などが、回復が遅れる要因として指摘されている。こうしたタイプの計量的研究では、慢性化事例を対象とした調査を行い、共通する項目を抽出するという手続きがとられている。しかし、慢性化患者に共通する要素を抽出するだけでは、そうした要素が過食や嘔吐やダイエットが続くことに、どのように具体的に関与しているのかはわからない。

（2）自尊心の欠如や自己評価の低さといった「真の問題」が、摂食障害の原因であるという見方に対しては、パーマーの次のような反論もある。「自尊心の低いことは、確かに摂食障害の重要な危険因子には違いない。しかし、大事なので繰り返すが、自己価値観の低い人の大半は摂食障害に罹ったことがないし、今後罹ることもない。もっとも、少なくとも発症時点では摂食障害患者の自己価値観は低くなってはいて、自尊心の低さが病因に関連しているのは間違いなさそうだが、発症に関連しているのか、病気の遷延化に関与しているのかはっきりしない」（Palmer 2000=2002: 59）。

（3）「低い自己評価」や「低い自尊心」が問題にされるのは、摂食障害の領域だけではない。社会の心理主義化が指摘されるなか、近年、心理学的自助マニュアルが多数出版され、多くの読者を得ているという（樫村 2003; 斎藤 2003）。そうした書籍は、摂食障害も含むさまざまな心理として、低い自尊心や自己評価を問題化している。森真一はこれを「自尊心のレトリック」と呼ぶ（森 2000, 2002）。「自尊心のレトリックは、自尊心の低い人には多種多様な問題が起きると伝える。そして、問題の原因が、子どもの頃親に自尊心を奪われてきたことにあると説明する。（中略）回復本にみられる自尊心のレトリックは、かなり強い調子で子どもの自尊心を適切に育ててあげなかった親を非難する」（森 2002: 6-8）。森が指摘するように、摂食障害をめぐる言説でも、自尊心を家族内で、あるいは幼少期に母子関係の間で調達できなかった個人が思春期にさしかかると、自分に価値を与えようとして痩せることに執着していくという説明は大変多い。こうした説明をそのまま鵜呑みにするのではなく、なぜ、同じような語り口が、この時代に数多く出現するのかについての社会学的考察が必要だろう。

第4章　一八名の回復者の語り――回復過程の考察

「病いや病いの語りには、予期せぬもの、非日常的なもの、苦境、神秘的なものとの関係で、現実（リアリティ）を形成し直す潜在的可能性がある」（Good 1994=2001: 290）

1　人々は摂食障害からどのように〈回復〉しているのか

最初に、Aさんの次の語りを紹介したい。

A　決め手がなかったわけで、その回復する、具体的にどういったことを、ちっちゃいことからどういったことを始めていいのか、回復につながるのかっていうのが。やっぱり回復した人に話を聞いたのが一番心にドンときた。

＊　じゃあ回復した人を見ると……。

A　そう、なんかものすごい説得力がある。……あとは回復できるんだという希望が。摂食障害って本当に治るのかってすごい不安があったんですよね。で、それが実際治った人、回復した人に出会って、治るかもしれないっていう希望が出てきたんで、私だって治るかもしれないっていう希望が。

Aさんは、回復者が主催するミーティングで、初めて回復した人と出会ったことを回復のきっかけとして挙げ、〈やっぱり回復した人に話を聞いたのが一番心にドンときた〉と語った。回復した人々の物語が、社会的に共有されているとは言いがたい現在、たくさんの回復者の存在が示されること、そして、彼らの声が公にされること自体に、大きな意味がある。

いよいよ本章では、18名の回復者の〈回復〉をめぐる物語を紹介していくことにするが、最初に述べておきたいことがある。それは、彼らの語りを大きな枠でとらえた場合、摂食障害から回復する過程には、次の二つのプロセスが伴っていたということだ。

ひとつは、「強い痩せ願望が緩和されていくプロセス」である。これは、認識レベルでの変容といえる。痩せていることを究極的な価値と考える「価値設定」が変わっていくプロセスである。

もうひとつは、極端な減食や嘔吐、過食をやめ、「一定量の一般的な食事をするようになっていくプロセス」である。これは、行動レベルでの変容といえる。「自己」の外部に追いやられていた「食欲」や「身体」が、再度自己に統合されていくプロセスである。

誤解を恐れず単純にまとめてしまえば、「痩せ願望の緩和」という認識の変容か、「食生活の改善」という行動の変容のどちらか、あるいは両方が起こることで、人々は、摂食障害という状態から脱していたのである。

本書のインタビュー対象者からは、「痩せ願望の緩和」が「食生活の改善」につながっていったケースと、「食生活を改善」することで「痩せ願望も次第に緩和していった」というケースの両方が語られていた。認識の変容と行動の変容は、互いに関係していた。

私が聴くことができた〈回復〉をめぐる物語は多様であり、さまざまな角度から見ていくことが可能だが、本章では、次の三つの語りに着目した。

第一に、痩せ願望の緩和など、考え方や価値観の変化が回復につながったという語り（2節）、第二に、食生活の改善を意識的に行うことで回復に至ったという語り（3節）、第三に、過食や嘔吐がなくなった後も苦しさが続いたという語り（4節）である。これらは一個人の語りに混在していることもあり、決して分離できるものではないが、本章では、この三つを切り口として語りを検討し、〈回復〉を追いかけていくことにする。

2　受容と〈回復〉

2・1　〈回復〉の語り

1　【回復者のグループ・ミーティング】Aさん

Aさん（女性／23歳／過食・嘔吐／約9年）は、中学時代バレー部に所属していた。部員が百名近くもいる強い部のなかで、小柄ながらもその人望からキャプテンとして活躍していた。部活は厳しく、時には殴るような指導もあったという。そしてAさんは、部活の顧問に痩せるように指導されたことをきっかけにダイエットを始めた。一時的には減量に成功したものの、その後、約8年もの間、過食と嘔吐を繰り返すようになっていった。

Aさんは、過食・嘔吐をしながらも高校、専門学校を卒業し、時には精神科で処方された薬を飲んだりしつつも鍼灸師として働いていた。しかし、次第に鍼灸の往診の途中でも過食したくなっていき、仕方なく仕事を辞めた。仕事を辞めると、〈もう本当に引きこもりになっちゃったんですよ、外にも出れないくらい。……で、もう過食症三昧になってしまって〉という状態になった。

そんな頃、Aさんはインターネットで、摂食障害の情報に辿り着いた。

A　家にいながら何も仕事をしないなら、インターネットでもちょっと久しぶりにやろうかなって見てるうちに、いままで本に書いてたような〔摂食障害の〕ことがインターネットにばぁーって載ってるじゃないですか。で、そこを見始めたんですよ。……今度はかなり本気に治さなきゃいけないなって感じたんですよね。その時は、彼と結婚しようと思ってたから、それが摂食障害が原因で仕事がだめになって、彼ともだめになって、もうとにかく悔しいと思った。……もうその時、治そうっていう意気込みで、行動的になって元気になってたんで、もうだめでもチャレンジしてやるぐらいに思ってたんで。だから結構、精神的には回復してたんですよ。

Aさんは、インターネット上の治療機関と数回メールのやりとりをした。しかし、この治療機関は、その後、悪徳商法としてインターネットやテレビでも取り上げられたサイトだった(1)。幸い、悪徳商法であることに早い段階で気づいたために、Aさんには被害はなかった。

A　最初だまされたっていうので、ものすごい、結構へこんだんですけど、諦めないで、自助グループとかそういう前向きなのを探して。……もし、それがまた自分に合わないものであっても、また違うところもあるからって。もうすごいとにかくやろうって決めたんです。

Aさんがインターネットで探し当てたのが、摂食障害のセルフヘルプ・グループと、回復者であるNさんの主宰するグループ・ミーティングだった。Aさんは、同じ日の午前と午後に、この二つのグループに参加する予定を立てた。

しかし、午前中に参加したグループの雰囲気は暗く、〈摂食障害になるとこんなに暗くならないといけないのか〉と〈呆然として帰ってきた〉という。けれども、〈前は死にたいと思ってたけども、私は治したい。社会復帰して身体が元気になって、結婚も自分の人生も自分でやってきたいと思ってたから〉、そこで諦めることなく、午後にはNさんが主宰するグループ(2)に予定通り参加した。

A　みんなすごい明るいんですよね。そこでだんだん私もなんか、アレッなんでこんなにみんな明るいんだろう、と思って。そしたらすごいだんだん楽しくなってきて、みんなで話してるのが。それでミーティング終わった後に、ものすごい嬉しかったんですよね。あー、私はこっちの方が合ってる。前向きに治したいっていう人たちの集まりだったから、私はこっちの方がよかった。

セルフ・ヘルプグループといっても、形態や雰囲気は多様だ。そして、Nさんのグループには、Nさんを含め、すでに〈回復〉している人も参加しており、Aさんにはそれが〈すごくよかった〉という。

A　本とかには渦中の症状とかが、どういったものかっていうのがおおまかに書かれてるけど、回復者のは結構少ないので。だから具体的にどういうふうに、どういう段階を経て治っていくかっていうのは、そう、一番求めてたことだったのかもしれない。

Nさんは、定期的なグループ・ミーティングを主宰する以外にも、ホームページ上に誰でも発言できる掲示板をおいており、そこもまた摂食障害者や回復者たちの交流の場になっていた。

A　インターネットで、掲示板あるの知ってます？……そこに悩み事を書いたりとかして、もうみんなからいろんなアドバイスがガーッと返ってくるんですよ。で、N自身がいろいろ書いてくるとか、そういうのがすごくよかったんですよね。こういう時どうすればいいかなとか些細なことでも。

＊　それは、たとえば摂食障害に限らず、生きてる上での？

A　それでもいいし、今日もやってしまった、止まらない、どうしようとかそんなこともあるし、見てればいろんなこと書いてるんですよ、あそこに。それよりもいろんな人から答えが返ってくるんで、それだけでもうずいぶん元気が出るんですよ。前向きにとらえるようになった。

そして、Aさんは、回復者が主宰するグループに参加し、回復者やいま摂食障害で苦しんでいる人たちからさまざまな情報を得ることが、回復に〈すごく効果があった〉と語る。

A　症状を止めるとか症状と向き合うよりも先に、自分と向き合うのを知ったんですよ。症状とか過食を抜きにして自分と向き合う。自分は何を好きなのかとか、何をやってる時に落ち着くのかとか、何をやってる時は寂しいのか、何をやってる時が生き甲斐を感じるのか、何を見れば感動するのかとか、プラス面、自分の中のプラス面っていうのを一つ一つ探して。それから悪いことは一切考えないことにするとか、で、楽しいことをしてくたびに、あとは**〔グループ名〕の人たちと一緒に会って、お酒飲んだりとかしていろんなとこ行ったりとか。お花見行こうよとか。

Aさんは、こうして、次第に、過食や嘔吐をしなくなっていった。

2【教会と罪の贖い】Bさん

Bさん（女性／26歳／過食・嘔吐／約13年）が痩せたいと思うようになったのは、中学一年生の頃だった。

B　小学校の六年位まではもうちょっと〔体重が〕少なかったから、なんか太ってきたなーっていうのは自分でも感じたので、痩せたいなっとは思いました。

勉強ができたBさんは、両親や祖父母に期待され、私立の有名中学校に進学していた。中学生になってからのことを、Bさんは次のように語った。

B　生活が苦しくなったんですよ。いろんな意味で。で、そのなかで、一生懸命勉強したり、あとバレエも始めたんですけど、一生懸命ダンスやったり、どんなに孤独でもとにかく一生懸命やって、毎日頑張って生きていればいつかは幸せになれるっていう考え方になったんです。でもいまから考えると、勉強を頑張ることと幸せになることとは全然結びついていないのに、そういう考え方は間違ってるよって指摘してくれる人とか、相談する人とかもいなかったので、どんどんどんどん自分の中だけで価値観とかを作ってる。

そんな時期にダイエットを始めると、半年で約15キロもの減量に成功した。小児科を受診すると、大人になりたくない〈ピーターパン症候群〉と言われたという。その後16歳で過食が始まり、嘔吐もすぐに覚えた。毎日の過食と嘔吐は、26歳になるまで続いていった。

Bさんは都内の有名国立大学に合格したものの、入学早々退学した。そしてこの頃から、過食・嘔吐をしながらも、人生が少しずつ楽しくなってきていた。Bさんは、〈回復〉までの経緯について、次のように語っている。

B　うーん、これで治ったっていうのがなくって、だんだんとよくなったっていうのがあって、でも代わりにお酒をいっぱい飲んだりとか。……大学辞めて一人暮らしを始めたんですよ。で、働き始めて、そこで少しなんか、初めてその、楽しいっていうか、人生で初めて楽しいっていうか、そういう感覚がちょっとずつできてきたんですよね。友達ができたりとか、働いてるってことになんかこう満足感を得るようなな。でも別に過食は続いてたんですけど。

しかし、25歳の頃、勤務先の会社で理由もわからないまま、突然何の仕事も与えてもらえなくなった。そして、〈信じられないような窓際社員みたいになっちゃったんで、どうしたらいいかわからなくなっちゃって〉、精神状態も体調もともに悪くなった。なんとか出社だけはしていたものの、食事や風呂など最低限の日常生活をこなすことすら困難になっていった。

転機が訪れたのは、25歳の秋だった。

B　去年の秋に、一応精神科に通ってたんで、いまはあんまり意味なかったなって思ってるんですけど、会社に行けって言われていたのもあって、行ってたんですが。で、薬をもらってたんですよ。で、それをいっぱい飲んで二日間位ふらふらと横になってしまったんですよ。で、三日目位に起き上がって、少しよくなったなーと思ったところで、なんかちょっとキッカケがあって、教会に行ったんですよ。それで、教会に通ってて、で、そこら辺からね、少しずつよくなってきたんですよね。

教会では、〈いろいろなことをいろんな人と楽しくお話したり勉強したりお祈りしたり賛美歌歌ったりするなかで、イエスキリストの贖いっていう〉考え方に触れた。それを、〈宗教ちっくな話になっちゃうけど〉と前置きしつつ、Bさんは次のように説明してくれた。

B　どういうことかというと、人間は誰でも罪をもってるわけだけれど、イエス様が十字架にかけられて死んだことで、私たちの罪を身代わりに、代わりに罰を受けてくれたってことなんですよ。それが罪の贖いってことなんですけど。要するに、身代わりに死んでくれたんですよね。本当は罰せられるのは私たち一人一人なんですけど、代わりにイエス様が死んでくれたお陰で、私たちは罰を受けることなく、罪を犯しているにもかかわらず、十字架にかけられるような罰を受けずに、まあ楽しく生き生きと生きることができるっていうか。そういうことを実際に教会に通うなかで実感して。その、私は去年までは、いっぱい罪を犯してきたから、なんていうのかな、もう一生よくなる、もう罰を受けているから、もう一生いろんな事態がよくなることはなくて、体のこともそうだし、仕事とかいろんな意味でよくないのかな、ずーっとこの罰を受け続けなくちゃいけないんだって考え方に、その秋までとらわれてたんですけど。そこで教会に行って、そのイエス様が死んでくれたお陰で、私はもっと人間らしく、生き生きと生きる権利があるんだっていうふうに考え方が変わってきて。つねに罪を贖ってくれたイエス様に感謝しつつ、自分はそんなに罰を受けてじめじめした生活しないで、もっと楽しく生き生きと生きていいんだって思えるようになったんですよ。それで転職もね、しようと。会社でこんなにひどい目に遭っているっていうことを、それまではなかなか人にも言えなかった、正しく伝えられなかったんだけど、もっと冷静に客観的に、まあ両親もそうですし、会社の人もそうだし、ほかの友達とかにも、実は会社でこういう目に遭ってるんだけど、どう思う、おかしいと思わないっていうふうにいろいろ話してみたら、それはおかしいよっていうことを言ってくれ始めて。そこら辺からハズミがついてきたって感じですね。で、会社ともハッキリ戦うようになったんですね。で、同時に転職活動して。だから、教会に入ったっていうのがすごく……。

このように、Bさんは教会に通うなかで、〈私はもっと人間らしく、生き生きと生きる権利があるんだっていうふうに考え方が変わってきた〉と語る。ここから、過食や嘔吐も次第になくなっていった。同時に、ダンスを長く続けていたことも〈回復〉に役立ったと述べている。

B　私のなかではダンスがかなり回復の役に立っていると思いますよ。本当に踊ることが大好きで、あとやっぱりね、体にいいじゃないですか。結構いいんじゃないかなと。その辺はやっててかなり救われたっていうのはありますね。

そして、〈過食の人には運動をお勧めしたい〉と語った。

B　やっぱり全然違ってくると思うんですよ。あの、身体機能とか結構関係してるんじゃないかなと思うし、活性化しますからね、体全体。だから、内臓の動きも正常になるんじゃないかなって思うんですよ。やっぱ汗かいて、ストレス解消っていうか、一言で言っちゃうとですね、気の流れがよくなると思うんですね。

3 【35キロの宗教の終わり】Cさん

Cさん（女性／21歳／拒食・過食／約6年）が体重を気にするようになったのは、小学校六年生の時だった。

C　最初は小学校の高学年ぐらいの時に体重がすごく増えて、中学校に上がる時に制服を作りに行った時に、ウエストがすごく太くてお店の人が持ってきたスカートのサイズが全然入らなくて。それで少しちょっと気になり始めたことがきっかけですね。

Cさんは、まずは間食をやめ、食事の量も徐々に減らしていった。約一年後には、42キロだった体重が35キロまで減った。Cさんは小柄なのだが、それでも35キロという体重では生理も止まってしまったという。〈中一の最初の方はあったんですけど、中二は完全になかったですね〉。

そして、平日はほんのわずかな量の食事だけで済ませ、日曜の朝だけ過食をするというサイクルを約5年間続け、この期間は35キロという体重を維持し続けた。Cさんは、こうした独特な食事のサイクルを〈宗教的なものかもしれない、35キロの宗教みたいな〉と語っていた。過食を日曜日の朝だけに留め、嘔吐もせず、5年間も拒食状態と理想体重を維持できたケースは、本研究の対象者のなかではCさんだけだ。

しかし、高校二年生になったあたりから〈35キロの宗教〉へのこだわりがなくなっていったという。

C　自分で自然と食べるようになってきたっていうのがあって。あとその時、ちょうど恋人ができて、それでなんとなく安定してきたっていうのがあって。……〔恋人と〕一緒に食事することもあって。で最初はやっぱり食べてなかったんですけど、なんとなく、特にそういうきっかけがあったわけじゃないんですけど、なんとなくこう、食事をするようになってきて。

＊　もっと食べなとか言われたとか、もっと太ったらとか言われたとかはなく？

C　もっと食べたらみたいなことは言われたことあったんですけど、そういう言葉がきっかけっていうこともなく、なんとなくそういうふうに別に痩せてなくてもいいっていうような。……なんか許容できるように、数字に対して。35が絶対だったんですけど、それがちょっと緩んできたのかなっていうのは思います。最初からいきなりドーンと食べるようになったわけではなくて、ちょっとずつなんですけど、なんとなく食べられるようになってきたっていうのが。いままで絶対食べなかったようなものをちょっと食べてみたりとか。

＊　食べると太るじゃないですか。

C　はい。

＊　それはどうしてたんですか？

C　最初は気になってたんですけど。でもだんだんそんなには気にならなくなってきて。なんかよくわからないんですけれど。でも、きっとなんか自分の中でこだわりが、だんだん35のこだわりがなくなってきたのかなって。元々食べるのが好きだったのもあるんですけど。……普通の食事をちょっとずつ食べるようになったので、そんなにドンと増えることはなくて、まあ徐々に体重は増えていって。……数年かけてダイエットする前の感じに戻ってきたので。

少しずつ食事の量が増えていき、35キロへのこだわりが次第になくなっていく。食事の仕方も体重も、ダイエットを始める前の状態に戻っていく。Cさんは、こうした経緯を経て食生活が安定した19歳を、摂食障害から〈回復〉した時期と見なしていた。

4　【やってること自体を許すこと】Dさん

それまでDさん（女性／34歳／過食・嘔吐／約8年）は、ダイエットを何度か試したりしつつも、のめり込んだことはなかった。しかし、24歳の会社員時代、仕事の忙しさでたまたま痩せることに成功した。ここから、体重を減らすことに喜びを見い出すようになっていった。吐くことを覚えると、過食の量もどんどん増えていった。昼間仕事をし、仕事から帰ってきて過食・嘔吐をした後も、体に残っていそうなエネルギーを消費するために、〈夜中の一時とか二時とかに大通りを、ガーッと走って〉という生活を送るようになった。そして、生まれて初めての痩せるという経験は、Dさん自身に変化をもたらしたという。

D　やっぱり自分がそうやって痩せてしまってからは、やっぱり、こう人と比べたりしますね。私の方がイケテルとか、そういう目で見ちゃう。いまはないですよ、いまはないけど当時はなんかやっぱり人と会ったりしても、まだそういうのが一番気になって、この人何キロ位だろうとか。だからちょっとおかしいなとは思うんだけども、そういう目になっちゃって。

ダイエットに成功してからは、〈勝った負けたという気持ちが、自分でも嫌だなと思いつつ、あった〉。そして、痩せていることに優越感を感じる半面、それ以外の面では自分はだめだと感じるようになっていった。過食・嘔吐は結婚、出産後も続き、妊娠中のつわりのせいもあって、一度は38キロまで体重が落ちた。

こうしたDさんは、いろいろな経験を経るなかで〈ゆるゆる〉と回復していったと語る。

D　なんかね、こういろいろ自分のね、人生とか考えちゃって。私は一生このままでいいのかとか。これでポックリ死んだ時に、私の人生のなかで何が一番楽しかったんだろう、なんのために生きてたんだろうって思うのかな。自分の体重に振り回されて一生終わりたくはないとか、そういう気持ちになってきて。もし、あと一年たったら死ぬよとかだったら、この一年私何をするかなと。やっぱり自分がやりたいようにしたい、身体も楽にしたいし、やりたいことはやってみたいし、と思ったらなんかこうそんな体重なんかにとらわれて、見た目にとらわれて生きるのなんか馬鹿らしいから、食べたい物は食べたいし、やりたいことはやりたいしって、心のままに行動しようって思ったんですよね。

＊　それは、そういうふうに思えたのは……。

D　積み重ねなんですよね。毎日毎日こんな吐いて、身体苦しくて、後悔しての繰り返しはもう嫌だって。でも急には止まんないんですけど、だからといって急に次の日から過食がなくなるとか、そういうわけじゃないんですけど。でもまずは、やってること自体を許すことからかな。吐いても別に後悔しないことって自分で決めて、何をやっても後悔しないこと。食べすぎても、食べすぎた、食べすぎた、どうしようとかじゃなくて、後悔しない。吐いたとしても後悔しない。全部受けとめようと思って。

Dさんは、過食や嘔吐をしても〈後悔しない〉と自分に決め、全部受けとめていった。その他にも、Dさんは回復を意識していろいろなことを試みている。たとえば、体重を測ると体重のことが気になってしまうので、体重計には乗らないようにした。すると次第に、体重が気にならなくなっていった。また、インターネット上に、それまで誰にも言えなかった自分自身の摂食障害の経験を書き、それがいろいろな人々に受け入れられていくなかで、気持ちが楽になっていったとも語った。

そんなある日、過食の後に吐かないで翌朝まで寝てしまった日があった。この時のことを〈朝起きて一瞬後悔したけど、何となくスッキリした。吐かなくてよかったんだ、きっと、って思えた〉と語る。こうした日々を過ごすうちに〈食べてもまあいいかとか、おいしいなとか思えるようになってきて、そうするとだんだん、それまですごく気になっていた痩せなきゃ痩せなきゃっていうのが、まあいっかーというのになって〉いったという。そして、過食・嘔吐の回数も次第に減っていき、ある日気がついたら、過食も嘔吐も全くしない自分がいた。

〈回復〉といっても、それをどういう状態と考えるかは個人差が大きい。Dさんは、〈回復〉について次のように語ってくれた。

D　まず症状がなくなったっていうのがひとつなんですけど、でもその後は体重はあまり気にならなくなった……。

＊　じゃあ、回復っていうのは、ひとつは症状がなくなってたっていうこと。

D　そうですね。ひとつは症状がなくなったってことと、体重に対してこだわりが、というか数字に対するこだわりですね。

＊　数字なんですね。

D　数字なんですよね。見た目ではなく。見た目だったら鏡を一生懸命見ますよね、体重計じゃなくて。

＊　そうですね、どっちかというとやっぱり数字ですよね……。

D　じゃあ症状がなくなったことと、体重、主に数字に対するこだわりがなくなったと。これ以外に何か、たとえば気持ちの変化とか……。

D　そうですね、あんまり人と比べて、どっちが勝ってる、負けてるを意識しなくなった。……昔はなんでも競争、どっちが優れてる、どっちがっていう気持ちがあったような気がするんですよね。特に同性とかにね。他人に対する嫉みじゃないけど、羨ましい気持ちがすごくあったりとか。で自分が卑屈になったり、勝ったという優越感があったり。だから自分も疲れちゃうんですけど、人と会うたんびにそういうふうになってて。いまはそれはないですね。

Dさんは〈回復〉についてこのように語っていた。そして、過食や嘔吐をしていた頃の自分は〈人が自分をどう見るかっていうのが気になって、すごい自己中心的〉だったと指摘し、現在について次のように語ってくれた。

D　いまはそんなの気にしないですね。人の評価というよりは、自分の子どもがどうかっていうことを、まあ普通なんでしょうけど、子どもがちゃんと楽しく育っていけばそれでいいわけで。よそから見て、もうDさんとこはって思われても、別にいいじゃんっていう感じですね。……やるからには一番上にならなきゃいけないとか、なんでも人に負けちゃいけない、体重も何キロ増えちゃいけないとか、そういうのが全然なくなっちゃったんで、もうとにかく自分を楽にしようということを、第一に考えるようになったんで。楽に楽に、それが一番。

5　【おにぎり・生徒・共同体】Eさん

Eさん（女性／46歳／拒食／約2年）は、インタビュー対象者のなかでただひとり、拒食のみの経験者である。ダイエットを始めてから拒食をしなくなくなるまでの期間は約2年と対象者の中で最も短く、過食を経験することなく〈回復〉している。

Eさんは、高校の教員になりたての24歳の頃、〈夏に向かって痩せよう〉といった軽い気持ちでダイエットを始めた。すると、〈食生活をコントロールすることが究極の目的〉になっていき、ダイエットはエスカレートしていった。次第に体の調子も悪くなり、〈すっごい毎日毎日が生きててもしかたない感じ、虚しい感じっていうか、自分の存在の意味とか、そういうのがだんだんわからなくなって〉いったという。

そんななか、回復のきっかけになったのは、生徒たちの存在だった。

E　周りの人は体調が悪そうだとかいろいろあって、すごく親切にしてくれる。で、最初は人の親切が嫌だった、うざったかった。だけども、ある時ホントに寝込むところまできた時に、もうずいぶん経ってますけど、摂食障害的なものが始まって、誰だったかな、生徒がなにかおにぎりを作ってきてくれたのね。先生ちゃんと食べた方がいいからって。でね、目の前でね食べてって言われたんですよ。私の目の前でね、先生もうお願いだからおにぎりだけでもいいから食べてって言われた時に、私は、それまでの自分だったら親が持ってきて食べてって言っても食べなかったと思うんだけど、何かこれを食べない私は人間として最低って思ったの。私のためにこうやって一生懸命おにぎり作ってくれる人がいたっていうことがすごい嬉しくて。……そのおにぎりが、私にとっては特別な意味があって、それ食べた時に、おいしいって思ったの。で、そのおいしさはおにぎりのおいしさなのか、人が優しいっていうか、人が自分のことを本気で心配してくれる、生徒でしたけど、優しさっていうか。それがなぜか、いままでだって誰かが優しくしてくれてるはずだし、それが年上の人だったり親だったり、それから同僚だったりすると、妙な私のなかのプライドがその優しさを受け入れられなかったのが、うんと年下の、しかも私が教えてるっていう立場の生徒が、私のためにこうしてくれたっていうのがすっごい嬉しくて。たぶん私それキッカケで、なんか。一気に物は食べれるようにはなりませんでしたけれど。

Eさんにとって、生徒に食べてと言われたおにぎりには〈特別な意味〉があった。さらに同じ頃、生徒たちとの関わりのなかで〈共同体〉のようなものが自然とできていき、そこでは、Eさんだけでなく、生徒たちもまた、悩みやつらさを抱えながら生きていることを知ったという。

E　生徒がいろいろ自分のつらかったこととか言うわけですよね。そしたら、自分も素直に子どもたちには喋れるんですよ。変に同僚だとか、ちょっと年上の人だとか先生たちに決して喋れなかったことを、自分よりうんと年下の子どもたちが自分のつらかったことを私に言うと、私も喋れる。

＊　つらかったこと……。

E　つらかった、私は教員になってこんなふうになんかいろいろあって、すごいつらかったっていうのを喋れるんです。そしたら、またそれを一生懸命聞いてくれて、決してそれを返すとか何かするとかはないんだけど、ひたすら聞いてくれて。でまた、ほかの子もまた何人かいましたけど喋るのね。で、ちょっと共同体みたいになって。みんななんかすごくつらいけども、そのつらいなかで何で頑張れるのか、すごいそんな大変な状況のなかで、何が支えでなんで頑張れたのかをね、教えてっていったら。……その女の子はね、私がここにいることで、家族が元気でいてくれたり頼りにしてくれてたり、私の存在自体が、誰かのストレートじゃないにしても、支えとかになってるっていうのが、すごい私が頑張れた大きいものって言ったんですよね。で、その時に私は、ああそっか、でも私なんかは、別に私がいてもいなくてもね、教員の代わりってさー誰だってできるしって言ったら、生徒が、そうじゃなくて先生がどんなことを教えてくれたり、そうじゃなくて、先生が先生でそこにいることがすっごいみんなにおっきいよって言ってくれたことがね、すごい嬉しくて。つまり、私もいますごい変な状況になってるけど、先生は何かやってくれるからいい人とかではなく、先生である、私が私であることがオッケーなんだからって言ってくれたんですね、強く。

生徒が〈私が私であることがオッケーなんだって言ってくれた〉経験は、Eさんにとって大きな転機になった。

E　それが私にはすごい大きかった。

＊　それから、じゃあ……。

E　うん、それから、一気にはよくならなかったけど少しずつよくなっていって。要は変な話ですけど、私の存在っていうか、私を受け入れてくれる人たちがいて、私がいることが大切なんだって言ってくれた。それが私がたぶん摂食障害ですっごい大変だったことをね、振り切れるキッカケになった。

6 【暗い部分も消してはいない】Fさん

Fさん（女性／30歳／過食・嘔吐／約11年）は、高校受験の時期に運動部をやめると体重が増え、増えた体重を元に戻すためにダイエットを始めた。最初のダイエットは成功した。けれどもそれ以後、食べ物に対する見方がそれまでと全く変わってしまったという。

F　一回そういう経験をしちゃうと、なんか食べ物に関しての見方が変わっちゃうよね。これ食べたら太る、これ食べたら太らないっていう情報が。それまでは何も考えずに食べたいものを美味しく食べてたのに、もうなんかそこからは、太るもの、太らないものっていうふうにすべてに分類されちゃってさ、食べちゃいけないけど食べてる、で、もう罪悪感ってなるじゃない。なっちゃうから、そこからもう考え方とか、食べ物に対する考え方が、すべて変わっちゃったよね。一回のその成功で。

そして、食生活は〈三日間たとえばりんごダイエットして、終わった途端食べ始めちゃう〉という、ダイエットと過食の繰り返しになっていった。ダイエットを始めてからは、体重増加を防ぐために下剤を乱用していたが、高校三年生になる頃には嘔吐も覚えたという。大学受験の時期も毎日過食と嘔吐をし、思うように勉強できなかったが、Fさんは大学に進学した。そして、過食と嘔吐を続けながらも大学を卒業した。

大学卒業後、22歳の頃に激しい過食や嘔吐は治まってきたという。その後、26歳で結婚すると、過食・嘔吐はなくなった。

F　22で、だから大学院に入ったのもあるし、うちの人と会ったっていうのもあると思う。……でもまあ吐いてたけど、吐く回数が減ってきた。

＊　吐く回数が減った。

F　あとはなんか自分がこういうこと実はしちゃうんだとか〔現在の夫に〕言って、いつ話したか覚えてないけど。それで、そういうのってわかんないでしょ、みたいなこと言ったら、なんか自分なりに摂食障害の本なんかうちの人が読んでくれて。一緒に治してこうねって言ってくれる人がほかに、なんか自分が実はこうでっていうのは、誰にもそれまで言ったことがなかったんだけど……なんか一緒に治してこうねみたいに言ってくれた人は誰もいなかったから。……本来だったら、たとえばたぶん親っていうのが、何をもっても受けとめてもらえるような人間であると思うのね。たとえば人間の成長過程のなかで。だけどうちの場合はそうではなかったから、でもそうでもない人もね、なんかやせ我慢じゃないけど、そうじゃない人って私だけじゃないと思うのね。そうじゃない人っていうのは誰か別の人、たとえば私の場合だったら結婚した相手の人だけど、そういう人がひとりいれば回復につながっていくことができる。

そして、次のように語ってくれた。

F　右かな、左かなってなった時に、あ、じゃあ右だと思って歩いていくのは、みんな誰でもやることなんだと思うけど、右でOKなんだよって肩一つたたいてくれる人、あ、いいねそれって、その肩一つたたくっていう作業が、なんか小さい頃から誰にもされてこなかったから。なんとなくいつも迷ってたっていうのもあるし。その肩を叩いてくれる人が、初めて現れたっていうのがあるかもしれない。……そうすると、そういう暗い自分まで話せる。で、それを認めてもらえるっていう。躁な自分もうつな自分も全部含めて幅があるけど、全部自分なんだけど。ふだんは一部の躁な自分を含めて、こっちのいい部分しか見えてないけど、実は奥のうつな自分まであって。自分の幅ってここからここまであるよっていうんで、全部を知って、それでもその自分でOKだよって言ってくれる人がいるだけで。

現在の夫との出会いを通じて、Fさんは、〈うつな自分〉も知った上で認めてもらえる経験をした。そして、だめな部分や暗い部分があるのは自分だけなのではなく、自分は異常なのではないということを夫を通じて知ることができたと語る。

F　たとえば、ここで死にたくなっちゃっても、自分もそうだよって、そうやって中央線飛び込みたくなったこと、この間もあったよっていうふうに言ってもらえると、あ、なんだこうやって幅があって、私が幅があって異常なんじゃなくて、誰もここからここまでもってて、でもその処理の仕方が違うだけで、その処理がちょっとうまくコントロールできないっていうだけで、誰ももってることなんだっていうふうにその時思ったのね。……すごくだめな自分っていうのを、何でだめなんだろうとかって、そこの暗い部分を突ついて、いい自分だけにしなきゃとかっていうふうに、それが回復っていうふうには思わないで。ここ全部を、全部ある、暗い部分があった。たとえば中央線飛び込みたくなった、なんで、とかいって、なんでだかわかんないけどそう思っちゃうことあんだよみたいな、それで終わりなのよ。なんでだかわかんないけど、なんかどうしようもなく自分がだめに思えて飛び込みたくなった、そんなことが今月二回ぐらいあったよ、でも、いまはそう思ってないけどその時そう思ったんだよ、で終わりなのね、うちの人。だから、あ、なんだこうやって幅があるんだ、人ってって。

こう語るFさんは、過食や嘔吐が全くなくなったいまも、〈回復〉したとは言い切れないし〈暗い部分〉は残っているという。

F　だから回復してないかもしれないって言ってるのね。だから、その暗い部分を完全に消してはない。だから残ってるから、なんかちょっとアンバランスになったり。ちょっとした目標を高く設定しちゃうから、すぐアンバランスに結構なっちゃうのよ。

7　【美容整形を転機に】Gさん

回復者18名のうち、男性は2名のみだった。Gさん（男性／28歳／拒食・過食・嘔吐／約6年）は、そのうちのひとりである。

Gさんは、大学受験の失敗を機に食欲がなくなったのだが、食欲がない上に、食べた物を自発的に吐くようになった。〈勉強しなくちゃいけないから。でも食べ物をちょっとでも食べると眠たくなるじゃないですか。で、そっからその、体内にあるものを追い出して、眠たくならないようにする〉というのが理由だった。大学入学後も、拒食のような状態で過ごし、痩せすぎて倒れたこともある。大学三年生の終わりに過食・嘔吐をするようになると、過食の量はどんどん増えていった。

Gさんには〈醜形恐怖〉があった。どういう状態かというと、〈たとえば、女の子に話しかけるとしても何の返事もなかったら、たとえばその子が忙しくて席を立ったとしても、あー顔が悪いからだって直接に結びつける〉ものだった。

大学三年生のGさんが、休みを利用してカナダに留学していた時のことだ。バスに乗り合わせた日本人女性の二人組が〈よくあんな顔で生きていけるよね〉とか〈あの人とエッチするのは何億つまれても嫌〉と悪口を言っていたという。Gさんを日本語がわからないアジア系カナダ人だと思ったようだった。Gさんは大変なショックを受けた。さらにその後、Gさんが拒食状態になって入院した時には、Gさんは所持していなかったにもかかわらず、看護師の女性に、病棟にはアイドルのポスターは貼れないからという注意を受けた。Gさんは、いわれのない注意を受けるのも顔のせいだと思い、退院をしたら美容整形をしようと決意した。摂食障害というと、女性をめぐる社会環境が注目されがちだ。しかし、女性から男性へ向けられる差別や抑圧も見過ごされるべきものではない。

こうした経緯でGさんは、25歳の時に目の整形手術をした。そして、過食や嘔吐や拒食も、〈そこをきっかけにして治った〉側面があるとして、25歳を〈回復へのスタート〉と呼んでいた。

G　オペをした後からは、顔のことはせいにしないっていうことにして流れを変えてくっていう。……英語でいえばas likeで、気にしてるようにやってたらずっと気になるわけじゃないですか。気にしないふうに振舞えばいつかは忘れる。

また、Gさんの回復にとって重要だったことは、カナダで受けたカウンセリングや〈自助グループとか自助グループ友達とメールの交換〉を通じて、価値観が徐々に変化していったことだったという。

G　いい企業に勤めて高い給料もらってっていう……いわゆるレールに乗った生き方を、三十手前で役職についてとか、そういったレールに乗らなくても別にいいとか思えるようになってから楽になったんです。……自分のスタンダードが変わったっていうか。……ストレスが溜まらなくなって。……極端な話を言えば、一〇〇%のH_2Oを飲んだら人間、腹こわすわけじゃん。それと一緒で完璧なものを求めたとしても、それは結局は完璧じゃない。……世界で自分と同じ人はいない。いないから比べたってしょうがない。

Gさんの価値観の変化とは、レールに乗った生き方や完璧さを求めること、人と自分を比較するのをやめることだった。こうして楽になっていくなかで、過食や嘔吐もなくなっていった。

ただし、昔の価値観を完全に捨て切れているわけでもないし、生きづらさが全くないわけではないという。この点について、Gさんは〈誰でも生きづらいじゃないですか。〔生きづらさが〕なくなったら嘘でしょ〉と語った。

8 【自給自足の自己肯定】Hさん

Hさん（女性／35歳／過食・嘔吐／約4年）は、25歳で男の子を出産し、生まれたばかりの息子を連れて産院から家に帰った。その三日後に、夫から浮気をしていることを告げられた。そして、その日夫は浮気相手の元に行くと家を出ていってしまった。夫が家に戻ってくるまでの二ヵ月間は、生まれたばかりでひどく夜泣きをする息子と二人で呆然と過ごしたという。

Hさんは、それまで体重のことはほとんど気にしたことがなかったが、この頃から〈体型へのこだわりみたいなもの〉が生まれてきたという。

H　旦那さんの浮気した相手っていうのは、私もちょっと何度か顔を合わせていて、すごく痩せてる方だったんですよね。で、産後、産んだばっかりの時は55キロくらいで、前の体重は49キロくらいだったと思うんで、明らかに前から比べるとボヨヨンて太ってる状態ですよね、産後。その状態の時に浮気されて、浮気相手が痩せてるっていうのがすごいショックで、ご飯が食べられなくなったんですね。ただ吐いたりとかはしてなかったし、あと食べなくなると母乳が出なくなるんで、ヤバイって食べたりとかはしてたんで、完全な拒食症まではいかなかったと思うんですけど。

その後も夫のことではいろいろな苦労を経験しつつも、28歳で女の子を出産した。だが、二度目の出産の後は〈体重が落ちづらくて、体型がもう戻らなくて、それがすごい焦ったんですよ〉と、出産した直後から過食や嘔吐が始まった。

H　自分が痩せたい気持ちと、母乳を出さなきゃいけないという思いがあって。全く食べないという生活ができなくて、食べなきゃ〔母乳が〕出ないので、出すために食べたりとか。つわりがひどくてかなりもどしたタイプなんですね。なのであまり吐くっていうことに抵抗がなくて。じゃあ〔母乳〕出たしってもどすようになって。それからもう繰り返しですね。食べ吐きの。そんな感じでしたね。

食べなければという母親としての思いと、〈女性としての、ひとりの女として綺麗になりたいとか、痩せたいとか、旦那さんに好かれたいとか、そういう思いを。こう裏腹になっちゃったんですね〉と語った。

そんななか、Hさんは自分を責める傾向が強くなっていった。

Ｈ　努力が足りなかったから浮気されたりとか子育てがうまくいってないと思っちゃってたんでしょうね。だからもっと努力しよう、もっと頑張ろうと思いましたね。……それ〔過食〕がコントロールできないっていうか、意思が弱いっていうのもすごい責めますよね。もっと頑張れって。……気合いとか気のもちようとか、すごい好きだったんですけど。気持ちのもちようでなんとかなると。

最初の出産後、産後うつ病と診断されてから、Ｈさんはいくつかの病院での治療を経験したが、いずれも効果はなかった。しかしその後、相性の良いカウンセラーと出会うことができ、ここで回復のきっかけをつかむことができた。セラピストは女性で、子どももいたことから、育児中のＨさんには打ち解けやすかったという。カウンセリングはロゴテラピーというもので、ユダヤ人としてアウシュヴィッツに囚われ生還したフランクルが創始した心理療法だった。

Ｈ　最愛の人に浮気をされたというのと、子育てがうまくいかなかったっていうつらさを、すごく受け入れてもらったんですね。それで、自分が悪い、自分が悪いってとにかくすごい責めてたのを、いやぁそれはっていうふうに、かなり見方を変えていっていただいて。

そして、次のように語っていた。

H　〔自己に対する肯定感を〕他人には頼っちゃいかんと。わかるでしょうか。また旦那さん浮気するかもしれないし。……子育てもわかんないですよ。……何が起こるかわかんないですし、仕事がまたいつ首になるかもわからないんで。それと外からのってしないで、自分でこう自給自足っていうんですか。

＊　自給自足。

H　の肯定感もってないと。

＊　自己肯定の自給自足。

H　そうですね。こうしとかないと、絶対その他って何が来るのか、何が来るかわかんないので、やっぱりよかったですよね。だから、そういう思わぬことが起こったっていうのは、すごいよかったと思うんです。自分でやんなきゃだめだと。人に求めちゃいかんぞと思うようにだいぶなってきまして。自分で減ったなと思ったら、自分で埋める努力っていうんですか。いまだとカウンセリングを受けてないで、こういった本読んだりとか、あと昼寝だったり、お茶飲んだりっていうのが、前はものすごい、結局それで家事ができなくなったり、仕事サボったりするんで、いかんて思ってたんですよ。前は。……漫画読むなり、昼寝するなり、それがちょっとご飯がお弁当になっちゃったりとか、できることが後回しになっちゃったりってしても、このためっていうんですか。自分の肯定感を一〇〇まではいかなくても、ちょっと増やすためなんだから、心のメンテナンス時間として、絶対必要だっていうように思うようになってから、人に頼らなくなってからは楽ですね。

Hさんは、自己肯定を他者に求めず、自給自足するよう心がけるようになったと語る。

H　性格は変わってないので……〔自分を〕責めがちなんですけども。ただ、自分を好きになるということは、肯定することとか、愛することっていうのは大事なんだって、自分で思うようにしてるんで。基本的には心の底から思ってないかもしれないですけど。まぁ自分好きだなぁって、これでいいやぁって。自分を愛していこうというか、心も大事にしていこうって、それが一番第一優先順位っていうんですか。自分の中で仕事とか子育てとかなんとかの前に、自分が自分を大事にして自分を愛してってっていうのを、一番最初においているので。

このような変化のなかで、痩せることへのこだわりも消えていき、過食や嘔吐も全くしなくなった。そして、〈すごく楽になりました。症状が消えて〉と述べるHさんは、Hさんにとっての〈回復〉を、次のようなものとして語ってくれた。

＊　Hさんにとったら、どの段階で回復って思ったか……。

H　もう一切、過食・嘔吐はしたいとも思わないし、なんだろう、全く過食・嘔吐がなければ、まず止まったことですかね。私もブログで書くんですけど、自分の意志で我慢して止めてるのではなく、自然にほんとに止まったんですよ。や、こんなことあるのかなって感じで。その時、やっぱ治ったなと思いましたね。あとは自分がいまそうなるだろうという恐怖感もないですし、不安もないですし。自然に止まった時が私にとっては回復ですかね。あと、食べちゃ悪いものとか一切、私、いまないので。あと、体型とか体重とかそういうの気にしてないので。

2・2　受容という経験

ここまでAさんからHさんまで8名の語りを見てきた。回復をめぐる彼女たちの具体的な経験は多様でありながらも、そこには共通するものも見えてくる。

回復者が主宰するミーティングで仲間と一緒に行動するようになったAさん、キリストの贖いによって〈生き生きと生きる権利があるんだ〉と思えるようになったBさん、恋人ができてから〈別に痩せてなくてもいいっていうような〉気持ちになっていったCさん、〈私は私であることがオッケー〉だと生徒に言われたEさん、自分の暗い部分も含めて〈それでもその自分でOK〉と現在の夫に受け入れられたというFさんの語りからは、他者に受け入れられ、肯定されるという経験、すなわち「受容」や「承認」の経験が、回復の契機として語られているといえる。

次に、〈人と自分を比べなくなった〉というDさん、〈世界で自分と同じ人はいないから比べたってしようがない〉というGさんの語りは、自分で自分を受け入れ、肯定していくこと、すなわち自己による「受容」と「承認」をめぐる語りといえる。

自分自身を欠点を含めて受け入れ、肯定し、〈私は私でいい〉と思うことは、誰にとってもなかなか難しい。かといって、生活のなかで自分を受容してくれる他者に出会えるとは限らない。しかし、Hさんのように〈自分を好きになるということは、肯定することとか、愛することとっていうのは大事なんだって、自分で思うようにしてる〉と、自己に対する肯定感を意識的に〈自給自足〉していく道もまたある。

では、他者からの受容や承認という経験や自分を受容し肯定していくことが、なぜ回復のきっかけや回復した後の状態として語られるのか。このような体験は、人々にいったい何をもたらしているのか。

第2章・3章で見てきたように、摂食障害という状態を、痩せていない自分を受け入れられない状態と考えれば、受容され、承認されることが、回復をめぐって語られることに納得がいくだろう。つまり、痩せていても太っていても、もし他者あるいは自己に受け入れられ、肯定されるのであれば、痩せることで他者あるいは自己に受け入れられようとする気持ちは緩和する。体型にかかわらず、自己を受容し、他者に受容される場では、痩せていることに大きな意味はなくなるからだ。

「受容」と「承認」の重要性は、心理療法の領域でも古くから指摘されてきた。たとえば、臨床家のK・J・ガーゲンとJ・ケイは、セラピーにおいては「クライエントが、自分の話を注意深く聞いてもらい、自分の視点や感情が理解され、自分が承認され受け入れられたと感ずるような環境を作ること」（McNamee & Gergen eds. 1992=1997: 214）が重要だと指摘し、なぜかについて次のように説明している。

「この受容的な質問方式は、経験を別の形で区切ることを可能にし、多元的な視点を開発させ、共存を保証するので、程度は違っても、クライエントが自分の経験と向き合う姿勢を変える力となる。同時にそれは、セラピーに参加する者を、一定の世界観に埋没した状態から解放する。なぜならば、受容という経験、すなわち、経験に対して開かれることは、多様な視点や意味自体の相対性を受け入れることであり、参加者の視点の変更へとつながるからである」（McNamee & Gergen eds. 1992=1997:

214）。

「自分が承認され受け入れられたと感ずる」体験には、人を「一定の世界観に埋没した状態から解放する」作用がある。こうした説明に依拠すると、受容と承認の経験が、〈回復〉の契機として多くの者に語られていることがより理解できる。

摂食障害者とは、いわば「痩せている自分には価値がある／痩せていない自分には価値がない」という世界観に埋没している人々なのであり、受容や承認という経験は、こうした世界観からの解放をもたらすものとして作用しているといえるだろう。

けれども、受容や承認という経験を通じて、痩せたい気持ちが弱まれば、過食や嘔吐はすぐに治まるのだろうか。我慢しがたい過度な食欲は、いったいどういう経緯で消えていくのか。本節で紹介した回復者たちは、比較的自然な流れで過食も嘔吐もしなくなっていき、普通の食事がとれるようになったというケースだったが、痩せ願望がなくなっても、必ずしも自然に普通の食生活に戻れる人ばかりではない。

そこで次節では、回復過程において、食生活を正常に戻す努力を意識的に行ったと語った人々の語りを見ていきたい。

3　食生活の改善と〈回復〉

3・1　〈回復〉の語り

9　【転職と食事訓練】Iさん

Iさん（女性／23歳／拒食・過食／約3年）は、20歳の時、わずかな期間で59キロから31キロへの減量に成功し、その後、太ること、食べることに過度な恐怖を抱くようになった。

ダイエットをやめるきっかけになったのは就職だった。食べない状態を続けていては仕事に必要な体力や思考力がつかないという思いから、少しずつ食事を増やし始めた。〈治そう、でも、太りたくないから嫌だ〉と葛藤しながらも食事量を増やしたのだが、その過程で、今度は過食が止まらなくなった。

その頃、Iさんは職場を変えた。新しい職場には、ダイエットをする前からの知り合いがいたこともあり、そこでは、拒食や過食のことをすべて話したという。

I　そしたら向こうは普通にすんなり何も言わずに受け入れてくれて。過食はしばらく治らないで続けてたんですけど、周りがそういうホッとした環境っていうか、になったことで、あ、これはもしかしたら自分で治さなきゃいけないのかな、環境が変わってもこれだけ治らないんだから、やっぱり自分だなっていうのがあって。で、探し始めていろいろ……食事のやり方についての本を見つけて。それから、その時に自分でやらなきゃいけないことって、これなんじゃないかなって思って。

こうした語りからは、Ｉさんもまた、前節で考察してきたように、新しい職場の人に「受容」されるという経験が、回復への転機になっていることがわかる。

Ｉ　いまやってるバイト先の人はそういう偏見の目っていうか女なんだからみたいなとか、痩せなきゃとかそういう偏見の目を一切もってなくて。逆にすごい私を個人として見てくれてたんで、それを支えにしたっていうか、すごいあったんで。

＊　それはその人がですか？

Ｉ　会社全体ですね。全員がそういうふうで、自分の精神的な摂食障害、過食とか拒食に対して偏見とか絶対もたないで。なんかそういうのが一切なくて。

＊　とてもこういうのは、あれですよね、支えになりますよね。

Ｉ　別に何をしてくれるわけでもないんですけど、ただ否定をしないでいてくれるっていうんで自分が保てたっていうか。

しかし、Ｉさんの場合、〈ホッとした環境〉で他者に受容されても過食は治らなかった。Ｉさんは、そもそも、インターネットや書籍の情報から摂食障害を次のように考えていたと語る。

Ｉ　どうやって治していいかもわからなくって、基本的に精神面ばっかりで、誰かが治してくれるとか思ってたんで、病院に行ったりしてカウンセリングを受けたりとか、親に協力してもらったりとかすることで治るんだろうって勝手に信じ込んでたっていうか。だから、自分でどうにかするもんじゃなくて、やっぱり、周りの環境とかで治るもんだって思ってたんで。……精神的なものから食事に対する恐怖があるんだろうっていうのがあったんですけど。でも、過食に移行した時に、〔前の〕会社を辞めていったんほっとしたんだけど過食が止まらないっていうのがあって。これは精神的なものが多少変わっても治るもんじゃないなーって。

Iさんは、〈精神的なものから食事に対する恐怖があるんだろう〉と思っていたが、〈ほっとしたんだけど過食が止まらない〉ことから、いろいろと探していった結果、食事面へのアプローチの本を見つけた。そして、〈自分でやらなきゃいけないことって、これなんじゃないかなって思って〉、食生活の立て直しを始めた。

しかし、拒食か過食かという極端な食生活を続けていたせいで、Iさんは、いわゆる普通の人の一食の分量がどの程度なのかもわからなくなっていた。食生活の立て直しは、そういった状態からスタートした。

I　最初はどれくらい食べているかを把握するために、時間と量とっていうのを全部書き留めていったんですね。……細かく書いていると私の場合ちょっと逆に神経質になりすぎて、どんどん食べられなくなるとかで……大雑把に私の場合つけ始めたんですね。計画を立て始めて。何時頃何を食べるとか。それは一般的な食事として、まわりのお弁当を見本にしたりとか、あとほかの人の食事の量を聞いたりとか、そういうことから始めて。自分にもう感覚なかったんで、そこを取り戻すために食事を、お腹が空いてようと空いていまいと関係なく摂ってってたんですよ。……暴食が起きる前にじゃあ少し何か食べて落ち着かせようとか。こういう方法をとることによっていろいろ解決していったんですよ。それをなんかしばらく一ヵ月位ですかね、私の場合続けていったら、もう何を食べても大丈夫なんだっていうか、いいんだって感じになってきて。今度は怖いもの、いままで食べれなかったものっていうのを、そこの食事の計画の中に織り込んでいったんですよ。菓子パンとかケーキとか絶対だめだったんで。……最初のうちは、やっぱり怖いなと思って食べてるんで、やっぱり暴食に走っちゃたんですけど、またそれを、心情的にあっ怖いと思ってるからやっぱ食べちゃうんだっていうのを、客観的に数日後とかに見て。……身体の部分は太ってきますけど、それでもやっぱり、食事の感覚を取り戻したい、へたに暴食をしたくないなっていうのがあって。それだけは、まず止めたい。その後のことは、その後考えればいいやっていうふうに思い込んで、こう、暗示かけて。で、食事感覚を取り戻すことに専念してったんですね。で、なんか一ヵ月くらいですかね。……怖いものもなくなってきて、あぁ平気だって。自分でもう平気だって思った時にもう終わった。ほんとにあの時は自分ですごいすがすがしかったんですけど。あっ平気だ、これで怖いもんない、何食べてもいいんだ。その時にもう、空腹感と満腹感っていうか、ほかの人と同じような感覚が戻ってきてて。不思議なことにその次の日に、ずっとこなかった月経がきたんで。

以上のように、Iさんは、職場で受容をされるという経験を通じて、過度な痩せ願望からは解放されたが、それだけでは習慣化されてしまった絶食と過食のサイクルは治らなかった。その後、意識的に食生活を立て直していくことで、満腹感や空腹感を取り戻し、普通の食生活を取り戻していった。

10 【規則正しく、かつ残さない】Jさん

Jさん（男性／26歳／過食・嘔吐／約3年）は、ダイエットを始める前は食事や体重のことなど全く気にしたこともなく、食欲も旺盛で好きな物を好きなだけ食べていた。高校時代にやっていたラグビーをやめた後、筋肉の減少から体重が急激に減った。その頃から毎日体重を測る習慣が続いてはいたが、体重を測ること自体に特に深い意味はなかった。しかし、毎日体重を測っていたため、22歳の時に旅行先から帰ってくると体重が2キロ増えていることにすぐに気がついた。それまで体重が一定だったJさんは、2キロの体重増加が〈なんとなく気に入らなくて〉ダイエットをした。すると、すぐに元の体重に戻り、ダイエットなんて簡単だと思ったという。こうして、痩せ願望など全くなかったにもかかわらず〈もっといける〉という思いから、ゲーム感覚でダイエットを続けていった。

その後、食欲が〈暴走〉し、下剤と運動だけでは減らした体重を維持できなくなった。そして、過食の後に吐くようになった。こうして、偶然ダイエットを始めただけのJさんは、会社に通いながら、丸二年間、毎日過食・嘔吐を続けた。

しかし、ある時期から〈治したい〉と思えるようになったという。そして、〈とりあえず嘔吐ナシで規則正しく食べれるようになればいいや〉という目標を決めた。〈それからは、毎日決まった時間に食

べたいものを自分の納得いく範囲で食べるようにしました〉と語る。

J　何が一番ダメって言われると、っていうか、もどすこと。それをやめたかった。

＊　もどすことをやめたかった。じゃあ逆にもう太ってもいいと思ってた……。

J　それは受け入れるしかないから。……まわりを見ると楽しそうじゃないですか、それが俺はなんでこんなもんで一日過ごしてるんだろうと思うと、俺もああなりたいと思うわけですよね。そっちの方がいいなと。

＊　そんなスッとこだわりがとれました？

J　時間がかかりました。正常に戻すにはやっぱ訓練、訓練しなきゃならない。……規則正しく、かつ残さないっていうのを前提で。

＊　これはどこかネットで情報を得たとか……。

J　そういう時はいろいろ見てましたよね。ネットも見てたし、医者も行ったし。……いろいろ。ネットやってる時に女の人が作ったやつとかあってすごくツボをつくところがあって、その人もやっぱもどさないことが治る道だという考え方で、似てたんですよ。規則正しく食べて、みたいなことが書いてあったんですよ。そこを読んでるうちに、あーそうだなって思うようになった……。

＊　そうなんですか。その人治ってる人なんですか？

J　そうです。そういうとこ〔摂食障害関係のサイト〕ってダークなのが多いじゃないですか、また内容が同じでもなんか違うじゃないですか。前向きさっていうか、そういうのいいなって。

Jさんは、治るために、食事を正常に戻す訓練を自分に課した。それが、嘔吐をやめ、〈規則正しく、かつ残さない〉という方法だった。こうして、過食も嘔吐もしなくなった。しかし、Jさんは、嘔吐をやめて〈規則正しく、かつ残さない〉食事を始めた段階では、痩せ願望はなくなっていなかったという。

J　葛藤ですよね。治りたいけど痩せていたいみたいな。で、日を追ってその割合が。……いまは八対二くらいじゃないですか。

＊　あ、まだ二あるんですね。

J　ありますね。

＊　いま痩せたいんですか……。

J　どっかにありますよ。

Jさんの例からは、痩せたい気持ちがあったとしても、食生活を改善すれば、過食や嘔吐を止められるということがわかる。そして、過食や嘔吐がなくなる過程では、痩せ願望も次第に緩和されていったという。Jさんは、〈回復〉した後も、痩せたい気持ちは〈どっかにありますよ〉と語っていた。摂食障害から回復しても、回復者が生きていく社会では、痩せていることに一定の価値がおかれている。回復者だからといって、痩せたい気持ちが完全にないわけではないのだ。

11　【三食食べれば治る】Ｋさん

Ｋさん（女性／36歳／過食／約12年）は、高校生の頃にゲーム感覚で始めたダイエットをきっかけに、その後、10年以上、過食との格闘を続けた。

Ｋ　ここ〈痩せているとか痩せてないとかいう考え方〉に集中しちゃうんだよね、結局。その考え方自体はちょっとどうにかした方がいい。結局ね、自分で自分を洗脳してるみたいな状態だから、ここから出るっていうのがまず大変なんだけどね。……結局最後は、私にとっては痩せるとか太るとかよりも、一番大事なのは食欲をどうにかすることだったの。もう、結局、なんていうか、もう極限までいっちゃってたんだよね。……とりあえず生きるためには、太っているとか痩せているとか言っている場合じゃないっていうとこまでいっちゃって。だから自然にここから抜けられたのかな。……っていうか、体重が増えるというよりも、結局、経済的に苦しくなったわけですよね。だから、体重が増える、痩せるよりも、生きているか死んでいるかっていう問題になっちゃったから。

Ｋさんの場合、過食衝動が激しすぎて日常生活にも支障をきたすようになり、〈太っているとか痩せているとか言っている場合じゃないっていうとこまで〉いってしまったという。この段階で、痩せていることに対する過度な執着はなくなった。しかし、激しい過食衝動は消えなかった。そして、痩せ願望が弱まった後も、どうすれば過食がなくなるのかわからないまま、Ｋさんは過食を続けていた。

Ｋさんの回復のきっかけは、ある精神科医との出会いである。Ｋさんは、それまでも精神科での治療やカウンセリングを受けてきたが、効果はなかった。だが、回復のきっかけを与えてくれた医師のアプローチは、それまでの医師とは異なった。それは、食事面へのアプローチだったという。

K　三食食べれば治るっていう方法は、一切、知らなかった。……早く言ってよー、これって思ったもん。……それ知らなかったの。誰もそういうこと言わなかったし。

Kさんは、こうして初めて、食事を抜いたり絶食したりすることが、過食を引き起こしているということを知った。しかし、自宅にいながらでは、すでに滅茶苦茶になっていた食生活を元に戻すことは難しいとも感じ、自主的に入院をすることにした。そして、入院中に食事のリズムを取り戻し、退院後もしばらくは、規則正しい食事を心がけたという。

規則正しい食事を続けていくと、最終的には元々の体重のあたり、50キロ前後で、体重が安定するようになった。絶食と過食を繰り返していた時期は、最高76キロまで体重が増えた。退院した頃もまた、元の体重よりかなり増えていたという。それでもKさんは、もう二度とダイエットはしなかった。

K　やっぱり退院して出たらね、やっぱり痩せたかったたね。だってもう38キロとかじゃなくっていいの。普通の体重に早くなりたかった。やっぱりすごいもん。だって、尋常じゃない体重だから。……だけどそれでも、食事を減らすことだけはもう二度としなかった。どんなに時間がかかっても三食食べてれば〔体重は〕減ってくんだってことが、なんとなく実感としてわかったから。そこでまた〔食事の量を〕減らしたら入院に金かけたのにみたいな。……あんなにわざわざお金かけて入院して、それでまたメシなんか減らしたらもっと増えちゃうって自分でもわかってたから。一瞬ガクッと減っても必ず反動があるっていうのを、もう経験的に何度もやってるから知ってるんですよね。だからもうやんなかった。

Kさんの場合、まず最初に、過食のために生活がままならなくなり、痩せたいなどと言っている場合ではなくなる段階があった。ここで痩せ願望は緩和している。だが、過食は治まらなかった。そして次に、ダイエットをやめて一定量食べれば過食は治まるという〈知識〉を得て、それを実践した段階があった。この二つの段階を経て、彼女は〈回復〉へと至っている。

Kさんの例からは、強い痩せ願望がすでになくても、過食を止める方法を知らないために、それまでのダイエット行動を続けてしまう場合があることがわかる。痩せたい気持ちがなくても、ほんの少しか食事を摂らないとか、吐いてしまうようなことが続けば、身体的には飢餓状態が続いてしまい、過食衝動はなくならないのだ。

12 【回復者の体験記を読んで】Lさん

Lさん（女性／26歳／過食・嘔吐／約8年）も、痩せ願望が緩和した後に、食生活を意識的に改善した経緯をもつ。Lさんは次章で詳細に取り上げるため、ここでは簡単な紹介に留めておきたい。

Lさんは、うつ病、神経性大食症と診断され、入社したばかりの会社を退社した頃、ほとんど外出もせずに貯金を削って毎日過食と嘔吐を繰り返していた。こうして、家で過食と嘔吐を繰り返すだけの生活が二ヵ月ほど続いた後に、新しい仕事が始まった。人前に出るようになってからは、《どうでもいいや、で繰り返していた過食・嘔吐を「止めなくては」と思えるようにもなってきた》(3)という。

Lさんはこの時期、嘔吐をしていたにもかかわらず、かなり太ってしまっていた。そんなことから、もし吐いても太ってしまうならば、規則正しく食事を摂ることで太った方がましだと思うようになっていった。

そんな頃、Lさんは偶然、インターネット上で摂食障害を克服した人の体験談にめぐりあった。この体験談は規則正しく三食食事を摂ることで回復に至ったという内容だった。食事面へのアプローチによって回復した人の体験談を読み、《これまで心理的なアプローチしか知らなかったし、した事もなかった》Lさんは、驚いた。

そして、これしかないという思いから、食生活の立て直しを始めると、数ヵ月ほどで、過食衝動はほぼなくなり、痩せることへの執着も薄れていったという。過食・嘔吐をしなくなるまでの経緯を、Lさんは、次のように説明してくれた。

＊　Lさんにとって回復というのはいつ頃、何歳の時で、それがどういう状態だったかっていうのをお聞きしたいんですけど……。

L　スパッとここの時点でっていうふうに言い切れるとは思っていなくって、ただ私の場合は、過食・嘔吐だったので、食べて吐いて、食べて吐いてっていうことにずっと振り回されてきたんですけど、それが生活から消えていくわけですよね。吐かなくちゃいけないと思って食べたりだとか、最初からそれ〔吐くこと〕を想定するつもりで買い物に行ったりだとか、そういうことがなくなっていく。で、なくなっていく過程を日記にして、ずっとWEBに公開していたんですけど。一回止まったら、ずーっとそのまま止まっているってわけではなくって、一週間位なかったと思ったら、またあって。で、私の場合は一週間位大丈夫な状態が続いて、またやってしまってっていう感じで、だんだんそのスパンが長くなっていって、次は二週間大丈夫だ、次は三週間大丈夫、次は一ヵ月大丈夫。で、一ヵ月大丈夫だった時はすごく喜んだんですけど。で、一ヵ月大丈夫だったたってなってからは、もう全くしなくなったので、たぶんその一ヵ月がかなり大きかったのかな。大きかったというか、いつ回復したかって言われたら、その一ヵ月目を迎えたその時は、もう本当に、あ、大丈夫だなって思えた時期かなって。……やっぱりちょっと食べすぎちゃうと、必ず〔吐くことと〕結びついちゃうのがわかっているので、どっちもやらない。食べすぎもしないし、吐きもしない、という感じで。

＊　一ヵ月大丈夫で、やったーってなった後は全然ない？

L　そうですね。やっぱすごく身構えているところがあって、一ヵ月大丈夫だったけど、またいつくるかわからない、という感じなんですけど。ここまでくるのに、一週間から一ヵ月にくるまでに、かなり、半年くらい、何ヵ月か経過している状態なので、だんだんなんかもういいや、きたらきたでって感じになっていって。で、気がついたらあれから全然してないなーって。

ここまで見てきたように、どういう状態を〈回復〉と見なすかは、さまざまであるが、Lさんは〈回復〉を次のように語ってくれた。

L　私は、症状がなくなったらもう摂食障害は終わりだって思っていて、そこからの心の問題っていうのはみんながもっているわけじゃないですか。摂食障害じゃなくたって、たとえばリストカットとかそういう形で出ている人もいれば、全然症状は出ていないんだけども、生きづらいなって思っていない人なんていないと思うんですよ。それはもう別の問題で、みんながもっているものなんだから、生きづらいっていう心の問題の方は、〔摂食障害とは〕また別物として思っちゃってもいいんじゃないかなって。

13　【治ると思い込む】Mさん

Mさん（女性／34歳／過食・嘔吐／約15年）は、高校一年生の頃に始めたダイエットをきっかけに過食・嘔吐が習慣化し、それ以後30歳になるまで、約15年もの間、過食と嘔吐を繰り返し続けた。本書の対象者のなかでは、過食・嘔吐が日常化していた期間は最長である。

本節で取り上げてきた回復者たちとは異なり、Mさんは食生活の改善に力を入れて取り組んだわけではないが、彼女もまた回復過程では、吐かない努力をしたという。〈出さないようにみたいな感じで、吐きそうになったら寝ちゃうとか消化を待つような〉ことを意識したという。

Mさんは、小さい頃から痩せていたため、〈みんなから細い細いって言われててそれが存在価値みたいに思ってた〉という。痩せていることだけには自信があったのだ。しかし成長とともに、周囲の人と同じくらいの体型になっていった。実際には、高校一年生の時に、158センチで46キロと、それでもずいぶんと痩せ型だったのだが、〈みんなと同じくらいになってくるとそれが許せなかったんですよね〉と語る。

＊　高一でダイエットで、過食・嘔吐には何歳くらいで？

M　すぐですね、ダイエット始めて。一ヵ月くらいダイエットしたんですけど、すぐ挫折して、元に戻ってって。それを繰り返してるうちにイライラすると食べてることに気づいて、そのうちすごい食べるようになったんですね。ある日、確かダイエット本を買って、これで痩せるとか思ってしまって。で、その前にいっぱい食べてやれって思って夕飯の後にまた夕飯みたいな感じで食べるようになって、三日ぐらいそうやって食べてたんですよ。そうしたら、ある日気持ち悪くなって出そうになったんですね。吐きそうになったんですけど、その日はまあ吐かなかったのかな。また三日ぐらいしてとうとう吐いてしまって。で、すごいスッキリして、あっ吐けばいいんだと思って。昔、『明星』とか『平凡』〔若者向けのアイドル雑誌〕とかあったんですよ。あれに、食べすぎた時には吐くみたいな感じでタレントさんが書いてて、そういうのもあるんだみたいな感じでそれは知ってたんで、それはいいかもって思って。それから吐くようになっちゃったんですよね。……すぐですね。

そしてその後、15年に渡って過食と嘔吐の日々を送ることになるのだが、回復のきっかけのひとつは、禁煙に成功したことだったという。

M 〔煙草を〕やめられてちょっと自信がついちゃって、なんだ、やればできるじゃんみたいな感じで。それからやっぱりこのまま生きるのはつらいし、20代半ばになってくるとなんとなく焦るじゃないですか。漠然とそういうのもあって。で、そのときに友達が自己啓発セミナーっていうのに行ったって聞いて、すごいよかったって言うんですよ。値段聞いたら一五万七五〇〇円て言われて、そんなの馬鹿らしいと思ったんだけど、行って人生が変わったとか言うんですよ。それ聞いた時に、私も行かなきゃと思って行ったんですよね。

こうして、Mさんは自己啓発セミナーの三日間のコースに参加した。たしかに、〈その瞬間はすごい苦しさも全部なくなって人も怖くなかった〉というが、セミナーを続けるにはさらに高額の費用がかかり、〈ちょっと宗教っぽいところもあるなと思ってしまったので、それでやめたんですけど〉という。しかしこれが、〈いいきっかけ〉になった。

M そういうので過食は治るかなと思って行ったんですけど、それでは治らなくて、その後にいろいろですよね……。ホームページとか見ててなにかで催眠療法のページが出てきて、やっぱり私もね、まだその頃は〔月に〕一五万〔円〕くらいは過食に使ってたから、で、催眠セラピーも全部で一〇万くらいだったかな？　一回三万で、次から一万五千円みたいな感じだったから、過食代に比べれば安いと思って行ったんですよ。そしたら結構受けてると頭がすっきりしてきて。

Mさんが体験した催眠療法の内容は、次のようなものだった。

M　リラックスチェアーみたいのがあってそこに座って、まあリラックスして下さいみたいな感じで目を閉じるんですよ。それで催眠っていうか、かけるんですけど、階段をゆっくり降りていきますみたいな感じで、深い深い状態にいきますみたいな感じで。で、その催眠では、私が過食・嘔吐をする前の状態にもっていきますって言うんですよ。……私は本当に誰にもちゃんと言ったことがなかったんで、過食してるっていうのをその催眠療法師に初めて言ったんで、それだけでちょっとスッキリしたとこもあったんですけど。あとはやっぱりこれでやめたいみたいな、そういうふうに思ってたから、それで六回でやめられたのかな。

Mさんは催眠療法に、二週間に一回程度通い、計六回で過食を全くしなくなった。

M　うん、だから私の場合は何かをしたら絶対成功させるみたいな、『禁煙セラピー』〔禁煙に成功した時に読んだ本の書名〕もそうだけど、ここ行ったら治るみたいに思い込むんですよ。

＊　自分で？

M　自分で。これで治るみたいにすごい思い込んで。そのセラピーの催眠術師も男性だったんですよ。男性と二人になるのが結構嫌だったんで、早く治そうみたいな、そういうところもあったかもしれない。……早く治ればもう来なくて済むとか思ったりして。

Mさんの場合は、催眠療法の効果によって過食が治ったというよりも、これで治ると強く思い込むことと、催眠療法で治療者の男性と二人きりになるのが嫌で早く治そうとしたことが、過食をやめることに役立ったようだ。

では、Mさんの場合、強い痩せ願望はどこで緩和したのだろうか。

＊　太ることに対する恐怖みたいなものは？

M　それは20代後半位になってきたらあんまりなかったです、なくなってきてたんですよ。……一回33キロに減った時に10キロくらいは太っても大丈夫と思ったことはあるんですよ。10キロ太るって結構なことじゃないですか。だからそんな食べても太んないとは思ってたのかもしれないけども。あとはいろんなサイトとかを見ても、そんな食べても太らないみたいなことも書いてあるページとかもあったし。

このように、催眠療法に通い始めた頃は、すでに痩せ願望は弱まっていた。しかし、Kさん同様、痩せ願望が弱まっていても、過食や嘔吐の習慣からすぐに脱せられるわけではない。Mさんの場合は、

〈ここ行ったら治るみたいに思い込む〉と同時に、食べた物を〈出さないようにみたいな感じで、吐きそうになったら寝ちゃうとか消化を待つような〉ことを意識することで、過食もなくなっていった。Mさんは、何をもって〈回復〉と見なすかという私の質問に対しては、〈私は吐かなくなったからですね〉と語る。その後、旅先で体調を壊し、吐きそうになったことがあるが、〈それでまた吐けるようになったら、また同じなんじゃないかと思ったけど、スッて吐けなかったから。すごく苦しかったし〉という。15年続いた過食・嘔吐がぶり返すことはなかった。そして、回復後の生活を、次のように語っていた。

M　回復してからは自由な時間が増えたじゃないですか、だからいろんなことができるな、みたいな期待感がでてきたし。……すごい気が楽になりましたけどね。

3・2　食生活の改善

本節では、5名の回復者の語りを見てきた。彼らは、意識的に吐かないようにし、さらに一定量の食事を摂ることで、「絶食―過食―嘔吐」の悪循環を断ち切ったと語っていた。

Iさんの場合、新しい職場の人に、〈すんなり何も言わずに受け入れて〉もらい、〈ホッとした環境〉になっても過食は続いていたため、食生活の改善が必要だと気づいていった。また、Kさんも、〈痩せるよりも、生きているか死んでいるかっていう問題になっちゃった〉と語るが、やはりそれでも、過食衝動を治すためには食事訓練が必要であった。Lさんも、痩せたい気持ちを諦めた後、食生活を改善することで過食と嘔吐がなくなり、痩せ願望も次第に薄れていった。Mさんも、痩せたい気持ちはだんだんとなくなっていたが、回復するには、自分で回復を強く望み、吐かないで食べ物の消化を待つなどの実践が必要だった。

痩せ願望が弱まっても、普通の食生活に自然に戻れる人ばかりではない。摂食障害である間は、過食か絶食かという極端な食生活になりがちなので、一回の食事の量の感覚、空腹や満腹の感覚がなくなっていることも多い。したがって、普通の食事に戻していくには、一定期間、意識的に食事を摂っていくことが効果的なケースもある。

逆に、Jさんのように〈治りたいけど痩せていたい〉という気持ちをもちつつも、〈規則正しく、かつ残さない〉という実践の過程で、痩せ願望が緩和していったケースもある。Jさんのケースからは、痩せ願望をもちながらでも、食事へのアプローチによる回復は可能なのだということがわかる。ダイエットをするプロセスで痩せ願望が肥大化していったように、食べて吐かない生活を続けていくプロセスで、過度な痩せ願望も次第に緩和していくのだ。

とはいえ、一定量を食べて、吐かない、という実践は、摂食障害者にとっては非常に難しく感じられることが多い。そんなことをしたら、際限なく太ってしまうのではないかという恐怖があるからだ。太ることへの恐怖は、回復の大きな阻害要因としても指摘されてきた（Rorty et al. 1993）。

たとえば次節で紹介するOさんは、この恐怖について、次のようにブログに書いている。

《不思議なことに、時々ものすごい量のごちそうを食べたり、ちょくちょく甘いものを食べたり、油っこい料理も食べたきゃ迷わず食べたりしてるのに、太らないんだな。痩せもしないけどね。過食嘔吐していたときは、自分はものすごい太りやすい体質で、普通の一人前の量なんか食べてたらあっという間にぶくぶく太って一〇〇キロ超え、なんて本気で思っていた。過食止まってからもしばらくその恐怖は抜けなかった。ありがたいことに、あれは幻想だったな。食べたいときに食べたいだけ食べても、そうそう簡単に太るもんじゃないんだ人間て。そんな当たり前のことすら全然信じられなかったのが、やっぱり病気だったんだなと思う。》(4)

Oさんも、際限なく太るのではないかと《本気で思っていた》と書いているが、拒食症や過食症の人にとって、吐かずに普通に食べ始めること自体が、たいへん大きなチャレンジなのだ。未知の領域に足を踏み入れる時、人は恐怖を感じるし、立ち止まりたくなる。そして、身体や食欲をコントロールするという、いつもの慣れ親しんだ苦しみの世界に留まってしまう。

しかし、Oさんが述べているように、《食べたいときに食べたいだけ食べても、そうそう簡単に太るもんじゃないんだ人間て》。際限なく太るのではないかという恐怖は、《幻想だった》のだ。

摂食障害という状態は、意志の力で身体を過度にコントロールしようとするところに生まれる。ここには、〝自己〟と〝身体〟の分離があり、〝自己〟による〝身体〟への不信がある。しかし、回復過程を考察したC・ガレットも述べるように、自己と身体は再びつながっていく（Garrett 1998: 147-161）。

「私は自分の体をリスペクトして、体が欲するものを与えることを学びました。いま、私は食べ方を知っているし、それをすればするほど、身体への信頼が増します」（Garrett 1998: 153）。

ガレットのインタビューでは、回復者から、コントロールを手放しても大丈夫なのだという身体への信頼が語られていた。身体は敵ではない。コントロールをしなければ暴走していくような無知なる存在でもない。身体には叡知があり、それは私たちにさまざまな形でメッセージを送ってくれる。こうした回復者たちの語りが、太ることへの恐怖を抱えて過食と嘔吐を繰り返している人々に、もっともっと広く知られていけばよいと思う。先行く人たちの言葉には、恐怖や不安を、信頼や安心に変えていく力があるからだ。

本節で見てきた食事へのアプローチは、摂食障害からの〈回復〉に大きく関与してくるため、第6章でもさらに詳しく取り上げていきたい。

4　過食・嘔吐がなくなった後も続く苦しさと〈回復〉

ここまで、〈回復〉に至るまでの多様な語りを見てきたが、対象者のなかには、痩せ願望が緩和し、過食や嘔吐がなくなってからも、摂食障害であった頃と同じような苦しさが一定期間続いたと語る者が複数いた。ここまで紹介してきた13名のなかにも、過食や嘔吐がなくなっても生きづらさがあると語る者もいた。

では、症状がなくなった後に続く苦しさとは、どのようなものなのか。それは摂食障害とどのような関係にあるのか。そして、人々はそうした苦しさからどのように脱しているのか。本節では、症状がなくなった後も続く苦しさをめぐる語りを見ていくことで、摂食障害からの〈回復〉をさらに深くとらえていきたい。

4・1　〈回復〉の語り

14【いまのままでいい】Nさん

Nさん（女性／29歳／過食／約7年）は、19歳から続いている過食が〈治った〉のは25〜26歳の頃だったと述べている。だが、Nさんの言う過食が〈治った〉時期とは、たくさん食べてしまうことが全くなくなった時期のことではない。

＊　どういう基準で25歳とか26歳が治ったたっていう？
N　過食をする自分を受け入れられた。
＊　過食はあったんですね。
N　まだあった。食べた後も落ち込むとか。
＊　はい。
N　波がこう激しい、そういうのが緩くなったかな、気分の波が。その26〔歳〕にいくまでは、病院に行ったり催眠療法受けたりとかしてたけど、それはただ単に過食の症状を止めたくて行ってた。で、その治ったたって感じたのは、過食を止めようじゃなくて、これは自分の問題だったことに気づ

いて、自分と向き合うようになったのかなぁ。
＊　自分と向き合う？
N　うん。
＊　それは、具体的には……。
N　うーん。まずこう、なんかこう、ちょっとでも食べたらダメ、全然食べなかったらオッケーっていう両極端な性格を認めたこと。完璧主義っていうの？

Nさんの場合、〈治った〉というのは、過食という〈症状〉がなくなることではなく、〈過食をする自分を受け入れられた〉ことだった。そして、過食をする自分を受け入れられるようになった経緯について、次のように語ってくれた。

N　もうねー、徐々になんだよね。なんか、これっていう。もちろんいろんな話を聞いたりとか本を読んだりとかしてピンと来るものはあったりとかしてたけど。そういうピンと来たものの積み重ねでいまに至る気がする。それが何かってことだよね？　あ、そうか、こうかって思う、自分の中で腑に落ちる文章だったたり人の言葉だったり、そういうのを聞いてくうちに、どんどん、これで、自分はこれでいいんだっていう自分の自信が。
＊　自分はこれでいいんだ。
N　うん。なんか、そうそう。治そう、止めよう、過食を止めよう、痩せようとか、頭で考える？

＊　うん。

N　頭で考える自分がこうなりたいじゃなくて、いまのままでいいんだ。これでいいんだ、とかそういう気持ちが大きくなってきた。そうだね、考え方の発想は、すごい大事かなって思います。

＊　はい。

N　食べることに関しても、食べたらもうだめ、最低っていうより、食べた後に、あー食べちゃったけどおいしかったたって思えたら、同じ過食でも全然気持ちとか違うじゃない？

＊　そうですね。ちょっと食べすぎたくらいなっちゃいますよね、過食ってならないで。

N　そうそうそうそう。その気持ちが本当に、自分の中でそうなれたのがよかった。頭ではわかるじゃん、なんか。そんな責めたらきっとだめなんだろうなぁって。でも責めちゃう自分がいる。ホントに、そっか、別に、いいや今日は食べても、とか。なんか自分の中で納得できるような気持ちが増えてきたから、なくなったのかな。

たしかに、食べすぎてもその後〈おいしかった〉と思ったら、それは過食という〝症状〟ではなく、おいしかった〝食事〟になる。Nさんは、痩せ願望についても、次のように語ってくれた。

＊　自分でいいじゃんっていう段階では、痩せたいっていう気持ちは？

N　痩せたい気持ちに対しても、痩せたいっていう気持ちを受け入れたの、なんか。痩せたいって思うこともいけないような、どっかでずっとそういうふうに解釈してた、痩せたいって思うから過食が止まらないんだって思ったんだけど。痩せたいって思ってもいいじゃん、とか。綺麗になりたいって思ってもいいじゃん、とか。食べたかったら食べてもいいじゃん。……言葉で言うと、痩せなきゃいけないから、痩せたいなーに変わる。

Nさんはこうして、食べすぎる自分、痩せたいと思う自分も受け入れていった。だが、Nさんは〈治った〉と語る時期から、その後3～4年の間は苦しい時代が続いたという。ダイエットではなく、今度は、フラメンコや資格を取るための勉強、そして恋人の存在などにのめり込んでいったのだ。

N　過食は納得できたんだけど、結局依存体質は変わってないわけ。だから今度は同じ気持ちで対象物が変わる。フラメンコにのめり込んだりとか、過食は大丈夫になったけど、対象が移る。……最初は気づかないんだけど、また同じ考えしてるっていう。……過食症に関してはオーケーなんだけど、やっぱりほかの生活はゼロとヒャク〔〇か百かという両極端な考え方〕だったってことに気づいたのは、やっぱりほかの依存をやってみて、気づいた。……ゼロ・ヒャク思考も全部を否定しないで、いまは、いいところでは使えるなって、がんばれるとこはがんばれるから、それはそれで受け入れてる。

Nさんは、〈ゼロ・ヒャク思考〉という自分の考え方の癖に気づいたが、全部を否定せず、〈それはそれで受け入れてる〉と語る。ネガティヴな側面も、排除するのではなく、それはそれで受け入れうまく使っているという。

こうしたNさんは、過食が治った後も続いた苦しさから楽になっていった経緯について、次のようにも語ってくれた。

N　いまは波があるのも、これは自分を変えるチャンスだと思って、それはそれでまた、あ、低調な波が来てると思って、それは私の何を見つめる部分なんだろうって考えたりとかして。いま、起こることすべてに、なんらかの意味が絶対あると思って、過ごしてます。

＊　これは、Nさんが自分で気づいたんですか。

N　うーん。結構、いろんな人に助けてもらったけど、やっぱり最終的には自分で納得したことの集大成かな、これは。私だけの力じゃない、もちろん。なんかいろんな人に助けてもらったし、いろんな情報を自分でも調べたし。そのなかで自分にピンと来るものを全部こう、自分の棚に押し込めてるというか。でもみんな、自分と向き合えば、こういう気づきってできると思うけどね。ゼロ・ヒャクでいい人もいるんじゃない。それで納得した生き方だったらそれはそれでいいんだけど、私はそれが疲れると思ったから変わっただけであって。

＊　あ、じゃあ、たとえば、なんで疲れるんだろう、なんでうまくいかないんだろうっていうところからこう……。

N　そうそうそう。だからやっぱり順風満帆でいったら気づけないけど、やっぱり何かにぶつかるから、自分を見つめ直すきっかけになる。

過食もしなくなり〈回復〉した後、Nさんは摂食障害のホームページを開設した。苦しんでいる人々にメッセージを発信するとともに、グループ・ミーティングも主宰している。第2節で見てきたAさんは、グループ・ミーティングに参加したことが〈回復〉のきっかけになったと語っていたが、Aさんが参加したグループは、Nさんのグループである。Nさんは、自分の経験を〈回復〉のサポート活動に生かしていた。

15 【手ぶらの幸福】Oさん

Oさん（女性／26歳／過食・嘔吐／約8年）は、16～24歳の8年間、過食・嘔吐を続けた。ひどい時期は、〈もう一日の時間の流れが、たとえば最初の5時間食べ続けて吐いて、で、吐いて30分とか1時間とかしたら、また食べ始めてまた5～6時間とかそういう感じ〉で、〈ホント、廃人だったんですよね〉と語る。一日中過食をして過ごす生活のため、高校一年次に単位が足りなくなった。そして、高校を退学し、通信制の高校に入学した。

では、こうしたOさんは、どのような経緯で回復へと至ったのだろうか。

過食と嘔吐を激しく繰り返す生活のなか、18歳の時、般若心経と宮沢賢治の詩に出会った。その時、〈世界ってこうなってるんだって思ったら、じゃあ私はこういうふうに生きてけばいいんだってわかって〉、この出会いが、Oさんの生き方に変化を与えたという。その新しい生き方とは、次のようなものだった。

Ｏ　最終的には、本当に悟りの境地みたいなところが一番幸せな到達点なんだろうけど、たぶん、普通にいったら死ぬまでにそれは無理かなとは思うけど。でもある程度、それに近いところまで、ちょっとでも近づくことはできると思ってて。それっていうのは、なんかやっぱりいろんなこだわり、こうじゃなきゃいけないだとか、ああいうのは嫌だとか、なんかこだわりがどんどん抜け落ちてって、どんどん脱力して楽になっていくのがいきたい方向っていうか。なんていうのかな、いろんな意味での依存をなくしていくというか。それはもう煙草とかそういう明らかな形のことだけじゃなくて、たとえば、お金があるから幸福とか、服があるから幸福とか、自分が美しいから幸福とかいう外のものに頼った幸福じゃなくて、もう一文無しで素っ裸で無人島にひとりでいても幸福ぐらいの、根拠のない幸福が必要なんだなと思って。……ひとりでいても内側にある幸福っていうか、外に求めてる限りはどこまで追っかけてもやっぱ足りなくなるし、食べても食べてもまだ腹は減るし。……終わりがないから、そういうのって。でも本当に、手ぶらの幸福というか、何ももってなくても、いまにも死にそうな状況でも、そんなこと関係なく幸福みたいな、そこまでいきたいなっていう。それを目指しつつ、もうひとつ思ってるのが、生きてる間にやれる限りの楽しいことを、やりたいことをやり尽くさないともったいないないなっていう。

般若心経と宮沢賢治の詩との出会いをきっかけに、Ｏさんは、〈外のものに頼った幸福〉ではなく〈内側にある幸福〉を目指すようになった。

その後、過食を治したくて〈いろんなワークショップとか、ヒーリングどうのこうのとか、あっちこっち渡り歩いて〉いた。しかし、治すためにさまざまな試みをしていた当時を、〈過食治そうっていう気持ちでフォーカスしてるんだけど、結局は過食以外のことを考えてない生活なわけだから、治りようがない〉と振り返る。そして、〈治すことを人生の目的みたいにしないで、過食はしてるけどそれはおいといて、好きなことをやろう、好きなことをやるってことがメインになったら治ってきた〉と語る。

さらにOさんは、ホメオパシー(5)によって、過食が一度〈スパッと治った〉という経験を話してくれた。本書の回復者のなかには、ほかにもホメオパシーの利用者はいた。Fさんは回復後、長男を出産したが、長男がアトピー性皮膚炎であったことからホメオパシーに出会ったという。彼女は調査時には、生活のなかにホメオパシーを積極的に取り入れていた。また、後述のRさんも、インタビューの際にホメオパシーの話をしてくれた。

では、Oさんにとって、ホメオパシーはどのように有効だったのか。

O　いったん完璧にスパッと治った時は、ホメオパシーで治ったんですよ。……何回かその処方を受けてて、三〜四回目かな、それまではいろいろ精神的に変化はあったんだけど、四回目の処方でモルヒネのレメディをもらったんですよ。で、それが大ヒットだったみたいで。それを飲んで二〜三日したら、なんかいつもだったら絶対吐きたくなるのに、親と一緒に外でご飯食べてて、話し込んで時間がたっちゃって、あぁ、なんか消化しちゃったなと思って、まあいいやってその時なって。で、夜も食べたけど、まあ別にいいやってなって。あれおかしいなとか思って、次の日も吐こうかなぁ、でもなぁって感じになってて。なんか吐かないでいることの恐怖がすごい急に薄れたというか。で、何日かちょっと葛藤しつつもだんだん慣れていって治っちゃったというか。

＊　モルヒネのレメディ。

O　モルヒネのレメディ。なんか極限の恐怖に対するレメディみたいな感じで。……恐怖感は本当に薄れた感じかなぁ。でも結構、数日葛藤してた時は、丸まって布団の中に入ってたいみたいな感じで。誰とも話したくないみたいな。……で、それを超えたら普通に生活できるようになって。

Oさんは、モルヒネのレメディによって、〈太りたくないっていう恐怖感がたぶんその時落ちたの〉と語る。しかし、その後また過食は再発した。

O　再発してみてわかったのが、過食・嘔吐って太りたくないっていう気持ちだけで成り立ってたものじゃなくて、むしろ、それはメインじゃなかったなっていうのがわかって。結構おっきめの要素ではあるんだけど、それは割と後づけじゃないかと。

＊　太りたくないっていうのと？

O　メインはやっぱり緩みたい。

＊　緩みたい？

O　うん。ともかく、何してても緊張するタイプの人間だからそこから開放されたくて食べる。お酒でもそうだろうしタバコもそうなんですよね。……人に対してってていうのはもちろんあるんだけど、それよりもただひとりでいるだけで、生きてるだけで緊張してるみたいな。……まあいいやっていう部分は、本当にもうなんでも適当なんだけど、もういいやって思えない部分がすごいキリキリしてて。でも自分では、その高いハードルが当たり前だと思ってるからなかなか気づかない、自分が無理してることに。これが普通なんだって思ってるから。育児に関しても実はそうで、最初の半年間は本当にノイローゼ気味だったのは、全然自分で気づかないうちにすごい高いところ目指しちゃってた。

インタビュー時のOさんは第二子を妊娠しており、妊娠しながら、つたい歩きの時期の女の子を育てていた。Oさんの自宅でインタビューを行っている間も、女の子は、机に手をつきながら楽しそうに歩きまわっていた。

産後、〈ノイローゼ気味〉になっている頃、ホメオパシーの指導者に〈あなたは、ちょっと悪いお母さんを目指さないとだめですね〉と言われたという。Oさんには、この言葉が響いた。

O　妊娠中から結構、まわりの助産婦さんとかいろんな人から、あまりいいお母さん最初から目指さない方がいいよとか、頑張りすぎない方がいいよとか、みんな言うんだけど、頑張りすぎないとか、いいお母さん目指さないとか、そういう方向で言われるのは全然響かなくて。むしろ逆に、悪いお母さん目指せって言われたことで初めて響いた。っていうのは、自分は頑張ってるつもりはないし、いいお母さん目指してる自覚もないから、頑張らないでいいとか、いいお母さん目指さないでいいとか言われても、だって目指してないもんとかになっちゃう。……でも悪いお母さん目指せって言われたら、あっそうか悪いお母さん目指してみようって思えて、そこで初めて、それをやってみたら急に楽になっちゃって。

こうした出来事の積み重ねによって、Oさんは少しずつ楽になっていった。そして、Oさんは、〈回復〉という状態を、以下のように幅の広いものとして語っていた。

O　完璧に自信をもって回復したっていえる状態としたら、やっぱり全く症状がないことなんだろうけど。……基本的には症状はないけどストレスが溜まると吐くとか、それぐらいでも私は全然回復してると思うし、で、人によっては結構過食普通にしてるんだけれど、気にしてないからそれで治ったっていう人もいるし。……時々〔過食や嘔吐を〕使うのは全然ありだと思うし、結果として全く症状が出なくなったとしたら、それはおめでたいことなんだけど、全く症状がなくならないと回復じゃないって思って、そこまで頑張ろうとかなっちゃうのは、やっぱり違う。やりたかったらたまにしてもいいじゃんって。

16　【テレビ・ゲームは両手がふさがる】Pさん

Pさん（女性／28歳／過食／約4年）は、一二歳年上の兄の家庭内暴力のため、11〜18歳の間ずっと暴力に曝されながら暮らしていた。

P　結構死にそうな暴力だったんですよ。階段から突き落とされたりとかが日常茶飯事で。……殴ったりも、はい。……首絞められたりとかもしたし。

兄の暴力の対象は、Pさん、母親、父親の順で、Pさんが一番ひどく受けた。Pさんの父親は〈すごい仕事が忙しかったので、めったに家に帰ってこれないで、いる時は本当にいろいろしてくれるし、あんまりひどい時は私と母をホテルに泊まらせてくれたりしてた〉。しかし、長男の暴力をどうにもできないまま、時間は過ぎていった。暴力がある間、Pさんは兄を〈殺さなきゃ殺されるとずっと思って〉暮らしていた。

もともとPさんは〈小太りくらい〉の体型だった。しかし、中学生、高校生の間ずっと、暴力とともに外見に関することを兄から〈すごい勢いで言われ続けてた〉ため、〈それに関するコンプレックスがたぶん必要以上に〉あったと語る。

18歳の時、大学進学を機に一人暮らしを始めても、実家に帰るたびに兄から暴力を受けた。

P　その頃、実家に帰ると兄の暴力は収まってなくて、それで19歳の時もやっぱり夏休みとか実家に帰れば、やっぱり殴られてギャーギャー言われるわけですから。だからそれで、私が兄に負けてると自分で思ってるのは容姿しかなくて、兄もそこを言うしかなかったんですよね。それ以外はすべて勝ってたんで。
＊　あ、なるほど、はい。
Ｐ　だからもう完全に勝てば攻撃する手がなくなるから。だからよりいっそう。……要するに兄を見返したかった。
＊　見返したかった。
Ｐ　その最後の弱点をクリアーして。
＊　それでダイエットを始めた。
Ｐ　そうですね。で、はまってった。このまま拒食症になるんだなと。
Ｐさんにとって、容姿で勝つことは、兄の暴力から逃れる最後の手段だった。こうして19歳の六月からダイエットを始めた。
Ｆ　そうです。最後の手段だと思います。これで勝てれば終わるかもって。
＊　終わったんですか？
Ｆ　うん、終わりました。圧勝勝ち。その、病気〔摂食障害〕になったっていうことを後で知ったのね。兄もすごく反省してやめて。
すぐに体重が減ったためダイエットに〈はまって〉いきつつも、〈このまま拒食症になるんだなと〉、冷静に自分を見つめていたともいう。しかし、半年後には、それまでのダイエットの反動で、過食が激しくなった。嘔吐を〈したかったけど我慢した〉のは、〈嘔吐すると歯が溶けて身体に悪く回復が遅れるっていうのがわかってたから〉だ。

激しい過食が止まったのは、21歳の夏のことだ。過食は〈ある程度っていうか一気に治まった。ある日を境に治まりました〉と語る。

では、激しい過食が治まったその日に、Pさんにはいったい何が起こったのか。

P　同じ部活の男の子の家に、半転がり込み状態のような感じで、その人はなぜか私が拒食、過食でも、なぜか全然平気でほっといてくれて、くれる人で。食べる時は食べて、食べて吐いて、うつの時はめそめそ泣いててもほっといてくれて。男子の家なので、プレイ・ステーションがあって、それで暇だったので。……〔それまで過食していた期間も〕本とかは読んでるんですけど、本は片手で読みつつ食べられるんですよ。で、ずーっと食べてたんですよ。ゲームは両手がふさがるんです。

*　食べられないと。

P　そう、物理的に食べられないんです。……そうなんですよ。絵を描きながら、描きながらも食べられるんですよ。ゲームはそれが不可能で。だってさー、ゲームを始めれば、飲まず食わず徹夜で三日三晩で一気にクリアーする。それも嗜癖的なんですよ、やっぱり。クリアーするまで寝ずに。水は飲みますね、食べ物は食べないで。……私、ほんとに集中する時はほんとに集中して、ほかに意識が全く行かないので。……お腹もそもそも空かないんです、もう。

＊　これ、ゲームクリアーした段階で過食っていうのはない？
Ｐ　なかったんです。その時にはもうなんだろう、食べない状態に身体が慣れていたので、食べようと思っても以前の過食状態ほどは胃が、そこまでは胃が。
＊　過食の時に、じゃあそんなに胃拡張はなかった？
Ｐ　ありました。すごかったです〔過食の〕量は、本当に。

そして、〈その時はゲーム嗜癖状態で次のゲーム、次のゲーム、次のゲームってずーっと半年は続くんですよ〉と、この時期のことを語った。

Ｐさんの場合、痩せることへのこだわりをなくしていったわけでもなく、食事の訓練をしたわけでもない。しかし、半年近くゲームに夢中になることで、その期間は、痩せることにも、食べることにも、自分が過食をしていたことにすら意識がいかなかった。ゲームへの熱中がさめた頃には過食は止まり、胃も大量の食べ物をもはや受けつけなくなっていた。痩せることへのこだわりもなくなっていた。

Ｐ　その後もたまぁに、ぶりっ返しみたいのがやっぱりあったんですよ。完全にではないけれども。でも、過食状態と定義されるほどではないだろうくらいの、やけ喰いかなくらいのやけ喰いして、治まって、まぁちょっと食べなくなってみたいな、ちょっとした揺り返しはあったんですけど。そういうのすらなくなったのが23歳かな。

こうしたPさんは、〈回復〉を〈食行動に関する異常がなくなる〉こと、〈それ以外の異常はあるけど、食行動ではなくなった〉状態だと語ってくれた。

P　回復っていう認識よりも、食行動の異常が病的と定義される範囲内ではなく、入らないって感じ。……だからなんだろう、社会に適応できる範囲内に収められるのが回復かな。

*　食行動？

P　うん。あらゆる。……脳内ではわりと変なんだけど、それが社会に適応できる範囲内に収まるみたいな、行動としては。

また、Pさんは会話のなかで〈嗜癖的〉という言葉を使っている。Qさんの語りでも触れるが、Pさんも摂食障害をアディクションという枠組みから理解していた。そして、程度の差はあれ、多くの人はいろいろなものに依存しながら生きているのであり、そういう意味では、過食が治った現在も、〈それ「アディクション」からは回復してないんだと思うし、回復する気もない〉という。

P　たとえば、糖尿病でも、血糖値がある程度高くても生きられるっていう。……完全に健康な人間はいないので、本人がその症状がつらければ病院に行くってことなんだろうし。

Pさんは、生きていくことがつらくなる瞬間はいまでもあるというが、〈全般的にはたぶん楽しいいんだと思う〉と語った。

17【居心地のいい場所】Qさん

Qさん（女性／24歳／過食・嘔吐／約4年）は、もともと、痩せたいと思ったことはない。自分の体型を嫌いでもなかった。そんなQさんは、18歳の時に失恋をして、相手を心配させたいという思いから、自ら「摂食障害」になった。

Q　病気になればきっと心配してくれるに違いないと思って。で、病気になる方法とかってわかんないじゃん。なんか手っ取り早いのが痩せることかなと思ったの。痩せるっていうか、「摂食障害」っていう病気のこと知ってたので、なんか本とか読んで知識があって。たとえば、食べないでいたり、吐いたりしてるうちに病気になっていくっていうようなことをむしろ知ってたので、やってれば病気になれるだろうというすごい変な方向で。……たぶんその時、パッとひらめいたの、そうだ「摂食障害」になろうって。

その後、次第に〈診断基準と一致することを心に思ってくるようになる。痩せるとか食べないとかさ、なんかそういうことだけで頭がいっぱいになって〉いき、嘔吐も覚えた。それからは毎日、過食・嘔吐を繰り返した。

しかし、過食・嘔吐は、大学四年の五月にピタっと止まったという。では、どういう経緯で止まったのか。

Q　なんかね、楽しかったたっていうのがすごい効いたみたい。居場所ができたっていう感じがすごいあった。なんか、ここの研究室ってすごい楽しいじゃんて思って、ほかの人たち、私誰とでも話ができて、で、みんな受け入れてくれるし。……私その頃から、なんか研究室に幹事っていうのがあって、コンパとか仕切ったりしてたんだけど、私それになっちゃって。……初めての女性幹事だったらしいんだけど、そういうこともあって、みんな女性幹事大変だろうに頑張ってるねっていう感じで、協力してくれたりもするし。……よくやって頑張ってるよねって、みんなが見てくれるもんだから、居心地がよかったんだとたぶん思う。……そういうのが嬉しかったのもたぶんあると思うんだけど、なんか突然ある日ね、日々慌ただしく過ごして疲れて帰って、今日吐くのメンドクセーヤと思って吐かなかったら、その日で過食・嘔吐がピタッと止まっちゃったの。……大学で研究室がすごく居心地がいいこともあって、日々楽しく、それで止まっちゃって。それ以来もう終わり。病気として。

Qさんは、回復のポイントは、大学のなかで〈居心地のいい場所ができた。居場所ができたってことかな〉と語る。さらに、大学四年生になり、学業で忙しくなったことも回復と関係しているという。〈論文書くので忙しくなったからっていうのは、たぶんあると思うのね。言い忘れてたけど。そろそろ真面目に論文に取り掛からないとっていうのはあって〉。

こうして、過食も嘔吐も全くなくなった。しかし、Qさんは、過食や嘔吐をしなくなった後も、ある意味で〈病んでたなと思う〉と次のように語っている。

Q　食べられるようになったとかは、全然回復だとは、まあ、身体の回復ってのは重要なので、それはもちろんあるので、なんていうか身体が動ける状態にならない限り、その先にもいかないので、気持ちなんかも動かないからそこは重要だとは思うけれど、やっぱり、それだけでは終わったとは全然思いませんね。私の場合は、拒食になって、そのあと過食になって、過食・嘔吐をやって、で、それが終わったのが大学四年の初めですけど。……その後、いろいろ人間関係系。恋愛と言ってもいいのかもしれないけど、おかしい人間関係とかね、自分のものの考え方として、明らかにおかしかったなと思う。……そういうのが続いてたから、そこの段階はまだ私は病んでたなと思います。……はっきり言えば、去年か一昨年かなって思う、治ったのが。そういうのは。なんか、人間関係のおかしさとか、そういうのが。……摂食障害って意味のそういう言葉で取り出してしまえば、それは食に関する行動が正常になれば治ったたっていうのかもしれないけど、なんかそれが刺激とか強迫とかね、そういうような状態が治ったのはその段階だった。

＊　……その人間関係のおかしさっていうのが、どんなおかしさなのか……。

Q　具体的にいうとね、ほんとにね、いろいろくだらない話だけ山のようにあるので、なんかどう言ったらいいんだろうね……。

＊　たとえば、いまと当時の最大の違いは……。

Q　最大ね、やっぱりね、異様な執着とかさぁ。……人にもあったのね、私は。でもそれは要するに、一時期ほんとに人に向いてたっていうのがあって、異様な執着とか異様な思い込みとか。

こうしたQさんは、Qさんにとっての〈回復〉を、〈食事っていうか拒食が治った段階と過食が治った段階〉と〈嗜癖が治った段階〉の二つに分けて語ってくれた。

Qさんは、Pさんと同様に、〈嗜癖〉という言葉を使っているが、自分の行動を嗜癖やアディクションという枠組みで理解するようになったのは、斎藤学の著作（斎藤 1984, 1989,〔1993〕1997,〔1995〕1998, 2003）を読んでいることが影響していると教えてくれた。〈うん、そう、斎藤学系なんで。あの人からはすごい影響を受けた。いろんな意味での考え方で。で、納得してる部分も多い〉。そして〈回復〉後について、次のように述べていた。

＊　回復前と回復後っていうのは。

Q　すごい違うよ、意識が。楽になったね、生きるのが。すっごい感じる、生きるのが楽になった。なんか、つまんないことにこだわらないようになった。こだわるまいとしてこだわってないのではなくって、ほっといてもこだわんなくなった。まー、ルーズになりすぎたってのもあるけど。すっごい楽になったね。

18 【価値／無価値という二極対立から抜ける】 Rさん

Rさん（女性／30歳／過食・嘔吐／約10年）のダイエットのきっかけは、母親の存在だった。Rさんは、母親から〈絶対太っちゃダメよってすごい言われて〉育ったという。そして、15歳で始めたダイエットがきっかけで、16～25歳前後まで激しい過食・嘔吐が続き、〈ひどい時は私、朝から晩までずーっと食べたり吐いたりしてたから。そういう時は薬中状態、ジャンキー状態〉だった。

その後、Rさんは斎藤学氏のクリニックに二年ほど通った。同時に、スリーインワン・キネシオロジー(6)を初め、各種セラピーの勉強もしたという。こうして25歳前後には、過食も嘔吐もなくなっていたというが、彼女は過食・嘔吐がなくなった段階を〈回復〉とは考えていない。

Rさんは、セラピーを勉強するなかでニューエイジ(7)に興味が移っていき、過食・嘔吐がなくなった後、あるカルト・グループに関わっていった。すると、次は痩せることではなく、カルト・グループ内での評価に即した別の価値、たとえば、精神性の高さなどを追求するようになっていった。そして、過食・嘔吐をしていた頃と同じような生きづらさ、苦しさがあったという。

その後、グループ内で〈自分の信じていた人や信じていた事実だと思っていたことが、すべて事実ではなかった、信頼に値する人ではなかったっていうことに気づいた時〉を契機に、カルト・グループを脱会した。Rさんは、カルト・グループを脱会した時期、過食・嘔吐をしなくなってから二年近く経過していた時期を〈完治した〉時期と見なしていた。

R　こないだ私が摂食障害の症状が治まってから、一度カルト、カルト系のグループに関わったっていう話したよね。それがちょうどネガとポジ、みたいな関係になってるっていうのを話そうと思うんだけど。結局その、症状があるうちっていうのは私には価値がない、いわゆるネガが濃く出てたってことなんだけど。じゃあ価値がないから、なんか理由つけて価値を、自分の価値を生み出せばいいじゃんっていうのがカルト時代。それを過ぎてやっと価値とか関係ないじゃんって思ったのがいまなの。

こうしたRさんは、〈価値〉について、そして〈価値とか関係ないじゃん〉と思えるようになるまでの経過について、次のように説明してくれた。

R　価値がなくてもいいやっていうよりも、価値っていうのを考えるっていうことをやめたの。……価値があるっていうことを言ってしまうと、必ずないっていう反対が生まれてしまうわけじゃん。……結局痩せるとか太るとか、そういうことって二極対立、白黒発想っていうか、白黒の世界にはまりやすい、そういうところが私にはあったのね。そういう二極の発想しかなかったんだけど、二極じゃないところでの物の見方？　犬とか猫とかってたぶんあんまり自分の価値とか思い悩まないで生きてると思う。生まれているんだから、そのままいるっていうかさ、なんかその、自分の存在価値についてたぶん思い悩んだことなんてないと思うのね。そういうあり方になりたかった。なりたかったっていうか、そういうあり方がたぶん一番楽なんじゃないかなって思って、なったきっかけっていうのは、そういう生き方が楽なんじゃないかなと思って、自分の中の二極対立の発想をすごくチェックしていって、そうじゃないものは何なんだろうってずっと思っていったプロセスのなかで自然にそうなっていったんじゃないかなって思うんだけど。特にこれですというきっかけはないです。

Rさんの場合は、過食・嘔吐がなくなった段階では、痩せているという価値の追求から、カルト・グループ内で評価されている別の価値の追求へと移行しただけであり、それまでもっていた考え方からは解放されていなかったという。〈価値があるとかないとかじゃなくて、私は私でいい〉という方向に物事のとらえ方、生き方が変化した時期を〈完治した〉時期と見なしていた。

そして、Rさんは回復のためのアドバイスとして、次のことを指摘してくれた。

R　自分が価値があるとかないとかっていう発想そのものが歪んでるっていうか、自分を苦しめてるんだっていうところから始めるといいんじゃないかな。でもね、あとは、開き直りかも。……症状が治る治らないってことに関して言えば、その人がどれだけ勇気をもっているかっていうことじゃないでしょうかね。さっき言ったけど、痩せるっていうことをやめてみれば。やめるっていうことをやれるかやれないか。根性っていうか、ジャンプできるか。

4・2　「価値がある自分／価値がない自分」という枠組みの外へ

以上、本節では、NさんからRさんまで5名の語りを紹介してきた。彼女たちに共通するのは、痩せていることへのこだわりがなくなった後の苦しさも、摂食障害との関係で語っていた点である。

NさんもOさんも、インタビューのなかで「依存」という言葉を使っていた。なお、Pさん、Qさん、Rさんは、摂食障害を「アディクション」(嗜癖)という枠組みから考察する斎藤学の著作を読んでおり、3名ともそこから影響を受けていると語っていた。

ここから、摂食障害の後にも続く苦しさについて語ってくれた人々は、自分のかつての振る舞いや苦しさを「依存症」や「アディクション」として理解し、摂食障害をその一部として語る人ということになる。より正確に言えば、「依存症」や「アディクション」に関する知識をもっており、そうした知識を用いて自分の経験を語った人であった。個々人が自らの回復をとらえる際、自分の経験だけではなく、社会的に流布するさまざまな言説が参照されることもある。以下の考察に入る前に、この点は指摘しておきたい。

さて、4・1で見てきた語りでは、Nさんはフラメンコの上達や資格の取得、Oさんは育児、Pさんはゲームをクリアーすること、Qさんは人間関係への〈異様な執着〉、Rさんはカルト・グループ内での優位性の追求などについて語っていたが、彼女たちは、痩せ願望も緩和し過食や嘔吐をしなくなった後にも、痩せることと同様に何らかの対象への〈執着〉や〈こだわり〉のある時期が続き、これらを摂食障害の延長線上に位置づけていた。

たとえば、Oさんは〈いろんなこだわり〉をなくしていきたいと語っていたし、Qさんも〈つまんないことにこだわらないようになった〉と述べていた。では、この〈こだわり〉が解消された状態はどのようなものとして語られていたか。

再度取り上げるが、Oさんは、次のように語っていた。

O　外のものに頼った幸福じゃなくて、もう一文無しで素っ裸で無人島にひとりでいても幸福ぐらいの、根拠のない幸福が必要なんだなと思って。……ひとりでいても内側にある幸福っていうか、外に求めてる限りはどこまで追っかけてもやっぱ足りなくなるし。

また、Nさんは、摂食障害であった頃と〈回復〉後との違いについて次のように語っている。

N　なんか、いままでの人生は外にあったの、自分の気持ちが。たとえば、周りに人がいたら私は好かれてるとか、フラメンコがんばれて上手になったら私は素敵とか、人にこう評価をされるとものすごい自分に自信が、というような生き方だった。で、自分を見つめるようになって、自分がホントに満足していること、自分の感情を見るようになって、本当の意味で自分がどういう時が楽しくて、人の目じゃない自分の楽しさとか幸せとかを考えるようになってから、ゼロ・ヒヤクというのはなくなったね。結局、痩せたいのも人から見られる目だし、フラメンコも、いまは自分で楽しくフラメンコやってるけど、昔は人にすごいねって言われたくてやってたりとか、資格もそうだったし。彼は何だ？　あ、私は自分のことが好きじゃなかったから彼に好きでいてもらうことで穴埋めをしてたりとか。外枠を固めていた姿が、中から固めるようになった。……自分の気持ちをまず一番に考えてあげて、過ごしてる。

Nさんからは、社会的な評価や他者の承認など、いわば外的基準を意識した生き方を再考し、楽しさや幸福感といった〈自分の気持ち〉を大切にするようになったという変化が語られている。こうした点を踏まえつつ、過食や嘔吐がなくなった後にも苦しさが続いたケースについて考えてみたい。本節で見てきた回復者たちは、痩せることに対するこだわりが弱まり、過食も嘔吐もなくなった段階がある。しかし、今度は、別の対象に〈依存〉や〈こだわり〉が向いていったと語る。

これは「痩せている自分には価値がある／痩せていない自分には価値がない」という考え方からは離脱しているが、今度は別の価値の追求がなされている状態と考えることができる。「価値がある自分／価値がない自分」という枠の中で生きているため、主観的には生きづらさや苦しさからは解放されない。

しかしその後、「○○ができる自分には価値がある／○○ができない自分には価値がない」という二項対立的な考え方自体が、苦しみを生む元になる考え方として相対化されていく。第2節では、他者に肯定されたり、自分で自分を肯定することが、痩せていることへのこだわりからの解放の契機として語られた。しかし、本節で見てきた回復者からは、他者からの承認を得ようとすることや、自分自身の価値を追い求めようとすること自体が苦しみを生むということが、さらに踏み込んで語られた。

〈価値があるっていうことを言ってしまうと、必ずないっていう反対が生まれてしまう〉とRさんも語っているように、「価値のある自分」を追い求めることは、「価値のない自分」を生んでしまう。そもそも、何かの業績を達成することで他者からの承認を得ようという考え方は、業績がない自分は他者から承認してもらえないという自己否定に基づいているのだ。これは回復者が、摂食障害という闇を通り抜けることで得たひとつの洞察といえる。

社会学者の石川准は人はなぜ認められたいのかを社会学的にとらえ、「『私』が生きているということを、しかも価値のある存在として生きている、ということを証明しようとする行為」（石川 1999: 50）を「存在証明」と呼んだ。

「人は、どのような評価を求めるのか、何を見せようとするのかというと、それは見つめられているものを見せようとすることにしかなりようがありません。能力が見つめられているのだとすれば能力を発揮して、それを見せて価値の証明をしようとする。身体性、外観、容姿、セクシュアリティが見つめられているのだとすれば、身体性、外観、容姿、セクシュアリティを見せようとするというふうにして、評価を求めるようになるということです。また価値を証明する『存在証明』には、当然、その評価の枠組みなり、物差しなり、評価する他者の存在が前提になります。つまり、『存在証明』もまた社会が最初にあるのです。論理的には、社会が存在証明を要求するので、私たちは存在証明を行おうとしたり、評価を得ようとする、という力学が成立していると考えることができます。こうした力学の結果、知らず知らずのうちに私たちは存在証明へと駆り立てられていくのです」（石川 1999: 57）。

痩せることを通じて自分の価値を証明しようとする摂食障害者の姿は、愛情飢餓や自尊心の欠如などの心理学的な言語で語られがちであった。しかし、自分の価値を証明しようとすること、すなわち、存在証明は、この社会に生きる私たち全員に多かれ少なかれ課せられている、社会からの要請でもある。

現代社会は、人がただ「存在する」ことに価値をおく社会ではなく、何かが「できる」ことに大きな価値をおく社会、つまり業績主義社会である。しかし、「できる」ことを通じて自らの価値を高めていこうとする試みは、つねに「できない」自分への否定や「できない」他者への否定を伴う。

本章で見てきた回復者の語りからは、現代社会を覆いつくすドミナント・ストーリーが、いくつも浮き彫りになった。現代の日本では、痩せていることに価値がおかれがちであり、多くの人々がダイエットに動機づけられていく。社会は、個人に業績の達成を求め、人々は他者に承認されることを求めて「存在証明」に躍起になる。

それでも回復者たちは、こうした社会のなかで〈回復〉している。日常的な人々との関わり、セルフヘルプ・グループや治療者との出会い、食生活の改善など〈回復〉の契機は多様であった。そしてまた、〈回復〉をどのようなものとしてとらえるかにも、個人差があった。過食や嘔吐がなくなった時点が、摂食障害からの〈回復〉と見なされることが最も多かったが、人によっては、さまざまなこだわりがとれた段階を〈回復〉と見なしていたり、逆に、過食をする自分を受け入れた段階を〈回復〉と見なしていたりと、幅があった。

〈回復〉の物語には、身体への直接的なアプローチから、生き方の問い直しというスピリチュアルな次元へのアプローチまで、多種多様な洞察が含まれていた。彼らが、摂食障害という経験を通じて得た洞察は、現代社会を生きる私たちにも多くの示唆を与えてくれるのではないか。

本章では、回復者の語りを丹念に見ていくことで、〈回復〉をとらえようと試みてきた。とはいえ、

〈回復〉という多様な経験のほんの一部分をとらえたにすぎない。そこで次章では、別の観点から、さらに〈回復〉を追いかけていきたい。

注

（1）Ｋｅｎ氏と称する四〇代の男性は「摂食障害治療センター」「摂食障害回復支援会」その他、名称をめまぐるしく変え、患者に高額の治療費を請求していた。二〇〇四年三月には脱税容疑で逮捕された。

（2）Ｎさんの主催するミーティングには、私も二度参加させていただいた。

（3）http://homepage 三 .nifty.com/girlsschool/mentaltrainingtop.htm,2003.4.1

（4）http://plaza.rakuten.co.jp/genevieve/diary/?ctgy=5, 2007.5.31

（5）ホメオパシー（Homoeopathy）とは、代替医療の一種で、少量の毒によって自然治癒力を刺激し、健康を増進させるという考え方に基づいている。具体的には、症状に合わせて、小指の先ほどもない小さな砂糖の玉を服用する。この砂糖玉は「レメディ」と呼ばれ、レメディには、植物や鉱物などを高度に希釈した液体がしみこませてある。そして、同じような症状を引き起こすレメディを服用することによって、症状を出し切れるよう後押しするのだ。体の問題だけでなく、精神の問題にも用いられており、日本でも一部の人々に受容されている。

（6）キネシオロジー（kinesiology）とは、身体のある筋肉が精神的なストレスに反応するという特性を利用し、筋肉の反射を調べながら心身の不調を解消していこうとする総合療法である。スリーインワン（3 in 1）とは、身体（Body）、心（Mind）、魂（Spirit）の三つを統合させるという意味がある。

（7）ニューエイジとは、アメリカの西海岸を発信源とし、一九七〇年代後半から八〇年代にかけて盛り上がった、広く大衆化された宗教的な運動。組織化された宗教よりも、個人の霊的な覚醒が大切にされる。

第5章　回復をはばむ物語、回復をもたらす物語
——病いの経験への意味づけ

言説の転換は、支配的信念の暗黙の暴力から人々を解放してくれる（Gergen 1994=2004: 334）

もしことばが人間の経験に不可欠なものであるとしても、ことばというものは同時に経験を選択し、狭めるのである。言語は（認識の）フィルター、もしくはスクリーンとして機能する。ことばは思想や行動へきびしい制限を課する。そのために経験がもつさまざまな可能性を狭めることにもなる。文化と言語はたしかに経験への扉である。だが、両者は同時に不自由を強いる牢獄とも化する（Burke 1989=1994: 21）

1　Lさんの事例を中心に

現代社会では、インターネット上にさまざまな病いの情報が溢れており、そこには摂食障害をめぐる情報も含まれている。病いの情報へのアクセスが容易になったこと自体は、私たちに利便をもたらしているが、新たに生まれてくる問題もある。ここまで見てきた回復者の語りのなかでも、「摂食障害」に

ついての知識が発症に加担したり、症状の悪化を招いたりしていた。いずれにしても、摂食障害もまた、言説環境との関係を抜きに論じることができないことは確かだ。

どのような「問題」も、人々に最初に認識されるのは「何かおかしい」といった漠たる感覚である。そして、そうした「問題」について調べたり、解決に向けて努力するなかで、その「問題」がどのようなものかが次第に明らかにされていく。「問題」に対処しようとする一連の行動によって、「問題」の行く末や「問題」の定義が決まる。こうしたことをいち早く指摘したのは、R・M・エマーソンとS・L・メシンガー（Emerson & Messinger 1977）であった。彼らは、トラブル――「問題」や「病理」など――は、客観的で静的な状態ではなく、解決の努力や、専門家や他者の介入を含む、日常生活における人々の相互作用プロセスのなかで不断に構成されると考えた。

トラブルが構成される過程で大きな役割を果たすのが「トラブル処理屋」（troubleshooter）である。トラブル処理屋は、それぞれの専門的な知識によってトラブルを定義しその解決にあたるが、専門家のスタンスによって――たとえば、内科医なのか、心理学者なのか、警察官なのか――トラブルの定義も採択される解決法も異なってくる。そして、トラブルに新たな定義がなされれば、前の定義は棄却される。トラブルの定義とその解決法は、時間とともに推移していくのだ（Emerson & Messinger 1977; 中河 1998, 2004）。

「摂食障害」という「問題」もまた、社会的な相互作用プロセスのなかで不断に構成されるものである。人々は、情報や知識を頼りに、拒食や過食や嘔吐といった問題をさまざまに意味づけていく。そして、拒食や過食をどう意味づけるかは、問題の悪化や解決と深い関わりをもつ。

そこで本章では、発症から回復に至るまでの経緯を、広義の言説環境との関係にフォーカスしながら考察していく。その際、Lさんの発症から回復に至るまでの語りを中心的に取り上げ、時間の流れのなかで、過食や嘔吐への意味づけがいかに変わっていくかを追いかけていく。摂食障害という経験への意味づけの違い、語り方の違いは、複数の個人の間にのみ存在するのではない。一個人もまた、時間の経過のなかで、刻々と意味づけを変えているのだ。

Lさんはホームページ上に大量の文章を掲載していた(1)。これらの文章を含めると、ほかの回復者よりもデータがかなり豊富になった。そのため、発症から回復に至るまでの経緯を詳細に見ていくことが可能になった。これが、ここでLさんの事例を中心的に取り上げる理由である。

1・1　診断名がもつ力

Lさん（女性／26歳／過食・嘔吐／約8年）は、小さな頃は《ぽちゃぽちゃしていた》というが、《太っているからって卑屈になったりしなかったし》、そのことで《本当に嫌な思いをしたことってあまりない》。Lさんが、太っていることはいけないことだと思うようになったきっかけは、《小学校の頃に学校で受けた「肥満児指導」》だった。太った子どもが選別されて指導の対象になったが、Lさんも選別された。そして、《「私は痩せなくちゃいけない」って思いは、このときから消えることなく、ずっとコンプレックスとなって続いて》いった。

高校二年生の初夏、女性誌でダイエット特集を読んだことをきっかけに、この思いは具体的なダイエット行動に結びついていった。すると、夏休み前に56キロあった体重は、冬には40キロまで減った。体重が40キロをきった頃、そろそろダイエットをやめようと思ったというが、いざ普通に食事をしようとすると、食事を増やすことへの恐怖が襲ってきてなかなか食べられなかったという。Lさんはこの段階で、自分は《おかしいのではないか》と思い、食事の量を増やそうとした。しかし、すでに《いざ体重が増えるとなると1キロでも許せない私がいた》。そして、ある日の夕食の後、喉に指を入れて食べた物を吐いた。

吐くことを覚えてからは食べることへの恐怖がなくなり、〈やっぱり我慢しすぎて、もう、食べたくてしょうがない〉ということもあり、食事の量は徐々に増えていった。これが過食・嘔吐の始まりだった。

その後、Lさんは図書館で本を調べ、自分の問題に「摂食障害」という名前がついていることを知った。

L　もしかしたら病名があるのかなーなんて思って、それらしいところを覗いてみたら、なんか摂食障害なんてわからないので、んーと思って、ひっぱってみて読んでみたら、あっ、ドンピシャリだ。おー、みたいな感じ。

そして、Lさんは摂食障害関係の本を何冊も読み進んでいった。

《原因がわかり、それをどうにかすることによって、必ず私はよくなる。楽になれる。そう思って、

私は摂食障害に関わる世界に没頭した。没頭しながら、病気は進行していった。》

エマーソンとメシンガーは、解決方法を探求する努力は、トラブルを組織化し、同定し、固定化していくことになると指摘しているが（Emerson & Messinger 1977: 122）、Ｌさんもまた、摂食障害に関する本を読み進めていくなかで、《私は摂食障害に関わる世界に没頭した》。病名を知ることには、さまざまな効果が付随するのだ。Ｌさん以外の回復者も、病名をめぐって次のように語っていた。

Ａさん（女性／23歳／過食・嘔吐／約９年）は、精神科で「摂食障害」と診断されたことについて、〈彼氏に病人扱いされた時にはすごいショックでした。私は普通の子と違うのかと、私は病人なのかと〉と語る一方で〈ホッとした〉気持ちもあったという。

Ａ　ホッとしたっていう気持ちもありましたね。……世間的に認められるんじゃないかとか思っちゃいましたからね。認められて食べて吐きたいなと。……私が病気だからっていうこと言っておけば、病気なんだから食べていいでしょって。

Ｋさん（女性／36歳／過食／約12年）も、病名の作用について、次のように語っていた。

Ｋ　いまなってる人、いま症状が出てる人に病気って言うと悲劇のヒロインになっちゃうから、言いたくないんですよ。……私は病気なんだ、かわいそうな人間なんだって思っちゃって、治す気がなくなっちゃう人が多いから。私は病気だと思ってないよ、これをってすごいしつこく言ってる。だから絶対に、患者って〔ホームページにも〕書かないようにして。発症者って書いてるだけで、絶対に患者とは書かないようにしてる。

＊　発症者。それ、いいですね。

K　発症してるけれども、あんたはそんな、ウイルスが飛んできて被害に遭ったような病気じゃなくて、原因は自分なんだよっていう意味を込めて、発症者って書いてる。

＊　原因は自分なんだって意味での原因っていうのは？

K　ご飯減らしてるっていうこと。……ご飯を減らしたいと思う心なわけだけど。結局自分はこうやっていつまでもそこに〔痩せることに〕こだわって、ご飯を減らしてるから、そうなるんだよって。

Kさんは、ホームページに摂食障害のことを書く場合でも、〈病気〉〈患者〉〈摂食障害者〉といった言葉は使わず、〈発症者〉という言葉を使っていると語る。

K　そんななんか、障害者のひとつみたいに言うと、また、あ、私は障害者なんだって気持ちよくなっちゃう人がいると困るから。……私はこんなかわいそうな障害者なんだっていう。リバウンドしてるだけなのに。

＊　なるほど……。

K　うん。みんな、言葉でごまかされちゃう部分が、そういうところでも多いかなって。

＊　言葉で……。

Ｋ　うん。リバウンド病とかってつければいいんですよね。うん。あっという間に治りますよ。がーって。たぶん。それ、いま思いついたんだけど。リバウンド病とかって言ったら、がーって減ると思いますよ。

＊　それ、いいですね。

Ｋ　ダイエット・リバウンド病、とか。

＊　それ、いいですね。そしたら、拒食どうしましょうかね。

Ｋ　拒食？　ダイエット・行きすぎ病とか。なんかそういうもっと恥ずかしい名前でもつけないと、みんなエスカレートするばっかりだから。

Ｌさんや Ａさん、Ｋさんの語りからわかるように、病名・診断名は、ある状態に対する単なる名付けなのではない。病名には現実をいろいろな方向へと動かしていく力がある。病名告知とは、それ自体が患者にさまざまな影響を及ぼす行為遂行的発言なのだ（加藤敏 2004）。

Ｋさんが提案する〈ダイエット・リバウンド病〉や〈ダイエット・行きすぎ病〉という名付けには、病名を変えることで、摂食障害の増加を抑制したいという彼女の意図が込められている。ある状態に名前が与えられることだけでなく、与えられる名前がどのようなものであるのかも、人々の病いの状況を左右する。このことを Ｋさんは十分認識しているのだろう。

次項では、「摂食障害」という病名を知ったＬさんのその後を、さらに追いかけていきたい。

1・2　家族関係論の功罪

Lさんは、「摂食障害」という病名とともに、書籍を通じて、摂食障害の原因は家族にあるという説明を知った。

《私は自分の症状に「摂食障害」という名前がついていることを知り、そしてその本にあった「原因には両親との関係が大きく関係している」という一文に、ひどく衝撃を受ける。「そうよ、そのとおりよ。私は悪くないんだ」一気に開き直った私は、摂食障害についての本を読み漁り、自分を慰めてくれる、都合のいい知識だけぐんぐん吸収していく。》

Lさんは、過食・嘔吐を抱えつつも、推薦入学で都内の有名私立大学に進学した。そして、入学後には恋人ができた。この頃、彼と長い時間一緒にいたいという気持ちと、大学が家から遠いという理由から、一人暮らしをしたいと思うようになっていった。また、ちょうどLさんの両親の夫婦仲が良くなかった時期でもあり、家にいたくないという気持ちもあったという。そこでLさんは、〈一人暮らしがしたくてしょうがなくて、どうしたらさせてくれるかなんて考え〉た。こうして思いついたのが、摂食障害の原因は家族にあるという説明だった。

それまでLさんは、過食・嘔吐のことを両親には一切打ち明けていなかった。しかしこの時、一人暮らしをしたいということと、過食・嘔吐をしていることを手紙に書いて両親に伝えたという。

L　こういう状態で、ちょっと家から離れてひとりでやってみたいって。親から離れた方がいいって書いてくれている先生もいるので、文献を引用してみたりして。こんな文献にもこんなことが書いてあるんで、ちょっと家を出てみたいっていう感じで書いて。

すると、〈その手紙を持って両親が知り合いの精神科医のところに行った〉。

L　先生の所に手紙を持っていった時に、その精神科のお医者さんが、家族のせいだというのをすごく熱烈に支持している人だったんで、ものすごくいろいろ言われた。この子は悪くなくて、悪いのはあなたたちですってものすごく言われちゃったらしい。……精神科医も、その手紙を読んでいたく感心してくれて。ここまで分析できているなんてすごいなとか言って、もうこの子の言う通りにさせていいんじゃないかと、その精神科医も言ったんで、もう一人暮らしすれば、みたいになって。で、そこまでくるのに、本当に毎日喧嘩ですね。毎日喧嘩だし、私は帰らないし、手紙を渡した時点で、今度また両親の仲が悪くなっちゃって。で、ほとんど母親が悪いというふうに書いてあるじゃないですか。父親と母親とどちらかといったら、女の子の問題の場合は母親が悪いと。で、父親の方も母親に、おまえが悪いんだという話になっちゃって。で、母親も誰もかばってくれるようなことを言ってくれる人がいないじゃないですか。で、母親ももうすごい、すごい傷ついてしまって、もうごったごたになっちゃって。で、そのまま飛び出すように家を出てしまって。で、それから大学を卒業する位まで、月に一回連絡すればいい方ぐらいな、かなり疎遠な感じで。

Lさんの両親の知人であった精神科医は、摂食障害の原因は家族にあると言いながらも、その後、家族の問題を解決するための治療をするわけでもなく、家族療法を実施する医療機関を紹介してくれるわけでもなかった。解決方法が提示されないまま、家族に問題があるという医師の言葉だけが、Lさんの家族に残されたのである。そして、〈母親ももうすごい、すごい傷ついてしまって〉、家族は〈もうごったごたになっちゃって〉、Lさんは飛び出すように家を出た。

Lさんは、《いま思えば、自分自身を人質にとって、両親を脅したのも同然だ。本当にひどいことをしたと思う》と振り返る。しかし、当時は〈こっち〔家族〕のせいにしちゃった方が楽じゃないですか。だって親が悪いって言ってくれるから、まわりが、本とか先生が。じゃあこのせいにしちゃおーっ〉ということで、一人暮らしをするために、摂食障害の原因は家族にあるという説を〈あくどいんだけど〉利用したという。

Lさんのケースからは、トラブル処理屋である専門家が、彼女の過食・嘔吐を家族の問題として定義した後、家族に新たなトラブルが生み出されたことがわかる。第1章でも述べたが、摂食障害と家族関係を結びつける説明には、母親を心理的に追いつめたり、家族に新たな問題を生むなどの弊害がある（水島 2001: 15-16; 信田 2000: 48-49; Treasure 1997=2000: 31）。

こうした経緯をもつLさんは、家族と摂食障害との関係について次のように語っていた。

L　家庭ってものすごく関わってくると思うんで、全く関係ないとは言い切れないんですけど。……家庭の傾向って直そうと思ってすぐ直るものではないじゃないですか。うちみたいに厳しいお父さんとお母さんが、いきなり「何でも好きにしておいで」みたいになるわけないじゃないですか。家族というのも、それなりに両親がこれまでの経験から、これは正しいと思って、それで家庭をつくってるんだから。急に家族が悪いよっていう話になっちゃうから、じゃ、その変えるところから始めようよっていうことになって、でも家族ってすぐ変わるわけないんだから、ちょっとずつ変わるってことありますけど、劇的に全然違う家族になるわけはないんだから。それなのに、そこから始めようとしちゃうから、余計、症状自体を無視されてしまって、それがすごい歯がゆいですね。

Lさんは、摂食障害は家族と〈関係ないとは言い切れない〉としつつも、〈家族ってすぐ変わるわけない〉という。家族に原因があると説明されたところで、すぐに家族を変えることは難しいというのだ。その他にも、たとえばRさん（女性／30歳／過食・嘔吐／約10年）は、摂食障害と家族を関連づける解釈を自分なりに再解釈し直した上で、次のように説明してくれた。

R　自分のいまの生きづらさは、どういう、まあ、信念体系っていうか、どういう信じ込みの体系をもっているのかっていうのを明らかにするために、家族問題を見直すっていうことだと思うのよ。

＊　なるほど……。

R　だから最終目的として、別に、家族の関係を変えるっていうことはそんなに目標になってないと思う。ただ、実際は人それぞれかもしれない。あの、いろんな家族のあり方があるから、本当にやっぱり。家族ぐるみでないといけないとさ、たとえば親死んじゃってるとか、もういないとか、とてもそんなことやれるような関係性じゃないとかさ、そういう人、望みなくなっちゃうわけだけど。でもそんなことなくて、そういう人たちも回復してるわけだし。……自分と親との関係がどうだったとか、親の対人関係、親のもってた人間関係のもち方はどんなんだったのか、とにかく見直す。

Rさんも指摘するように、家族に原因を求めたり、家族に解決策を求めてしまう場合、家族の変化を望めない者は、摂食障害から回復する望みまでなくなってしまう。そこでRさんは、自分自身の〈信じ込みの体系〉を明らかにする手段としてとらえることで、広義の家族関係論に積極的な意義をもたせていた。摂食障害と家族を関連づける説明は多様であり、かつ、そうした解釈をどう受容するかもさまざまだ。

1・3 医師―患者関係を再考する

大学卒業後、Lさんは第一志望の企業に就職した。連日深夜過ぎの帰宅にもかかわらず、帰宅後には過食・嘔吐をし、短い眠りの後にすぐに出勤という日々が続いた。心身ともに休む暇がなかったという。そのうち出勤できなくなり、Lさんは初めて精神科を受診することを決意した。すると、初回の診察で病名を告げられたという。

＊　あなたは摂食障害ですって？
Ｌ　なんか、神経性大食症ってそっちの名前だった。
＊　初回で出るんですか？
Ｌ　初回で。それとうつと両方出て、で一ヵ月休職。
＊　休職は自分で？
Ｌ　医者に休みましょうって言われて。

病院では、うつ病、神経性大食症と診断され、薬を処方されるとともに、医師から休養をとるように指示された。Ｌさんはその通りに会社を休職した。

一ヵ月休職した後会社に復帰すると、会社の人たちは腫れ物を触るように扱ってくれ、仕事自体は楽になったという。しかし、会社の人たちに対する申し訳なさと虚しさがつのり、《自分は会社にいても、それどころか生きていても仕方がないような気がして落ち込んだ》。そして、会社に復帰して二週間後、抗うつ剤と睡眠薬の飲みすぎで救急車で病院に運ばれた。《別に死にたくはなかった。現実逃避がしたかっただけだ》という。

そんななか、Ｌさんは会社を辞める決心をした。これまで、激しい過食・嘔吐を毎日続けながらも、一流大学を卒業後、一流企業に就職し、人並み以上の成果を上げてきた。〈たぶん、これが私の人生初の挫折だったと思う〉と、彼女は退職について語った。Ｌさんの高校以来の過食・嘔吐は、ここにきて、正式な診断名を与えられるとともに、休職や退職という生活上の大きな変化へと結びついていったのである。
仕事を辞めた後は、病院に定期的に通った。しかしLさんはいまでも、当時の治療がいったい何を意図していたのかわからないという。
《とにかく「休みましょうね」と「規則正しい生活をしましょうね」しか言われなかった記憶がある。》
医師はLさんの話を聞くことに徹していたというが、Lさんが求めていたのは〈「過食を実際に止めるためにはどうしたらいいのか」という具体的な方法〉だった。
《しかし、ここで与えられたのは「悩みを吐き出す場」だけだった。そして何を吐き出しても暖簾に腕押しで、具体的な答えは何も与えてもらえなかった。薬を貰えただけで。……途中で「新しい悩みネタ」が尽きてしまってからは、こういう診察は辛かった。何が辛いって、「話題を提供しなくては」と必死になってしまったことが辛かった。だって、こっちが話をふらないと何も言ってくれないんだもん。カウンセリングが殆ど無言のまま終わってしまったことだってあった。》
Lさんはカウンセリングの度に《「(悲劇の)ヒロイン度」がエスカレートしていく一方だった》という。《「私は病気なんだわ。救いようがないのよ。私は人と違うのよ」ってね》。その後、病院に通っても、過食・嘔吐は少しも改善されず、《むしろ、「私は病気だ」というある種の諦めが生まれたようにも思う》。そして、医師への期待も、治療への希望もなくなり、四ヵ月ほどで通院をやめた。

ブリーフ・セラピーを提唱するＳ・ド・シェイザーは、セラピーの会話を「プロブレム・トーク」と「ソリューション・トーク」に分け、次のような例を挙げている。

ある男性と、特に鬱々とした気分に焦点を当てて彼の人生の問題について三〇分間話し合ったとすると、三〇分後にどのような気持ちになったか。逆に、特に達成感に焦点を当てて彼の人生における成功について三〇分間話し合ったとすると、三〇分後にどのような気持ちになったか。これをセラピストに質問すると、前者の場合はどんどん重苦しくなっていき、後者の場合はどんどん心地よいものになっていくという。もちろん、クライアントも同じように感じるという（de Shazer 1994=2000: 84-85）。

こうした例に照らせば、《新しい悩みネタ》を必死に提供しようとしたＬさんは、医師の前で一生懸命「プロブレム・トーク」を続けたことになる。自分の問題について語ることで、Ｌさんは自ら病人になっていった。私は病気なのだと、悲劇のヒロインになっていったのだ。

さらにＬさんは、病気だと見なされること、薬を処方されることについて次のように語っている。

Ｌ　病気でかわいそうみたいな、私もそうで、免罪符みたいな、全部許されちゃうみたいな。……結構薬とか書いてる人〔自分が処方された薬をインターネットのＨＰやブログに書くこと〕いますよね。でも私もかなりあれに近い状態で。……薬とかを彼とかに見せるつもりなんだけど見せないように飲む、本当に見せたくなかったらトイレで飲めばいいのに。

＊　わざとバレルように……。

Ｌ　いま思うと本当にうざいなと思って、自分が。……やっぱりヒロイン度が上がりますね。だって薬が強くなると嬉しかったもん。

会社を休職することで、社会人としての自信がなくなっていく。医師の前で悩みを語ることで、悩む主体として自己が形成される。薬を飲むことで、悲劇のヒロインの役割に埋没していく。病人らしく振る舞うことで、病人としてのさらなる現実が構築されていく。Ｌさんは、こうした治療の経験について、《いま思うと、病院に救ってもらおうという他力本願な気持ちで、治療に臨んでいたことが、結局私を、病気からの回復から遠ざけていた原因だったのかもしれない》と回顧している。

とはいえ、医師やカウンセラーのところに行けば治ると思ってしまうのは、Ｌさんだけではない。多くの者が回復したい一心で、治してもらいたくて専門家のもとを訪れるのだ。さまざまな治療を経験しているＡさんは、専門家とのつきあい方について、次のように指摘していた。

Ａ　心ないことを言う先生とかもいるわけですよ。けれども、その人は自分にとってこの先生しかいないと思ってるから、そういう心ないことを言われても、もう嫌っていうふうに言えないんですよ。

＊　そうですよね。

Ａ　それでも薬くれるし、話聞いてくれるし、だけど言われることがちょっと冷たかったりすると、ちょっと傷つくんだけど行っちゃうんですよ、また。……で、医者に行けば治るって言ってる人も絶対いるし、先生っていう人は偉い。
＊　なるほど。
Ａ　私、いまこの立場になって言えることなんですけども、当時は先生のところに行けば治ると思ってたから。けれども結局は同じ人間なんですよ。で、精神科の先生っていったって、実際にその症状になったことがないし、いわゆる専門書、学生の頃にちゃんと勉強した、精神医学っていう勉強したものが土台となって治療してるわけじゃないですか。マニュアルみたいな感じで。だから、こういう症状にはこういうカウンセリングをして、こういう薬を出してとか、そういうふうな感じなんですよね。やっぱりね。だからといって、その先生が私たちを治してくれるかっていったら、そうじゃないんですよね。……自分で見極めることが必要ですよね。患者自身が。
＊　医者を？
Ａ　医者を。
＊　カウンセラーを？
Ａ　カウンセラーを。
＊　でも、そういうのは、どうやったら見極められるのかな……。その、どういうふうにしたら見極められるか……。
Ａ　絶対そんな完璧な医者っていないから、自分に合うものだけ取り入れてくしかないんじゃないですかね。うん、ちょっとこれは、と思ったら、そんなの気にしなければいいわけじゃないですか。ああなるほどと思うことを、どんどん取り入れていけばいいと思うし。でも、なかなか渦中の時っ

て、そういうふうに見極めるの難しいと思うんですけどね。とりあえずは、やっぱり言うことを聞くじゃないですか。……だからその、情報を与えてくれる人たちっていうのは、やっぱり経験者だったりとか、回復した人たちじゃないですか。だから、そういう人たちと出会うことと、あと病院の先生、その専門的に検査して身体の状態を見てくれる先生が必要だし、それに渦中の人たちも必要だし、だから両方の声を聞くのが一番いいんじゃないですかね。どっちもうまく使ってく。

患者側から、治療者が適切な治療を行っているか否かを判断することは、なかなか難しい。患者側からは治療の是非はわからないことが多く、治療の場で、拒食や過食をより悪化させてしまうケースも問題にされてきた（Gremillion 2003）。摂食障害の場合、問題を抱える人々の多くが女性であることから、臨床現場において、医師―患者関係のみならず、男性―女性／父―娘関係という権力作用が働くこともある。患者側のこうした状況を踏まえた上で、Aさんは、専門家も経験者も含めて、いろいろな人の声を聞きながら、〈どっちもうまく使っていく〉ことがいいのではないかと語ってくれた。

臨床家のL・ホフマンもまた、「一人の専門家の声に頼るのではなく、多くの声を聞くことが参加するということであり、この経験にこそ価値がある」（Hoffman 1992=1997: 41）と述べ、「『専門家を装った専門職』が自分の代わりに人生を決定してしまわないよう、女性も男性と同様に、専門家の考えていることをよく知る必要がある」（Hoffman 1992=1997: 54-55）と指摘している。知識と権力を掌握している専門家が、患者を正しい方向へと導く、といった従来の医師―患者関係には、臨床現場でも疑問が出されるようになっている。

ただし、ここまで述べてきたことを、単純な専門家批判という文脈で理解されてしまうと、本書の意図に反してしまう。

Ａさんが、〈けれども結局は同じ人間なんですよ〉と述べているように、専門家である以前に、専門家もこの社会を生きるひとりの個人である。専門家たちもまた現代社会のさまざまなストーリーに拘束されている存在なのだ。こうした視点に立つと、専門家が患者を支配する、患者が専門家を告発する、といった専門家／患者という二分法そのものが問い直しの対象として見えてくる。ここで私が問題にしたいのは、専門家や患者のある種の振る舞い方ではない。専門家と患者の両者を取り巻き、彼らのそれぞれの振る舞いを規定しているストーリーこそが、時に問題をはらんでいるのだ。

たとえば、Ａさんは〈当時は先生のところに行けば治ると思ってた〉、〈先生っていう人は偉い〉と述べていた。これらは、かつてのＡさんに限らず、医師を初めとした専門家に社会全体が付与しがちなストーリーだ。だが、こうしたストーリーを専門家の側に立って受け止めてみると、どうだろう。

たとえばもし、ある専門家が「先生は偉い」というストーリーを生きたとすれば、患者に「わからない」「治せない」と伝えることは難しくなるだろう。だが、専門家といっても知らないことは多いし、目の前の患者を治せないことは、本当によくあることだ。そして、わからない、治せないこと自体より、「私にはわかりません、治せません」という専門家側のメッセージが患者側に伝えられないことが、多くの問題を生み出しているのではないかと思う。治せなくても治せる素振りをする、わからないこともわかっている振りをする。「偉い先生」という自己を生きるために、時にはこんな偽りが生まれるかもしれない。もちろん、治療も展開していかない。

このように、「先生は偉い」という物語は、患者側と専門家側では全く違う立場から経験される。そして、患者と専門家はこうした物語を共犯的に生きる。専門家を偉いと思う患者と、患者に偉いと思われる専門家が出会うところで、医師―患者関係が上演されるからだ。

アルコール依存や摂食障害をアディクションという観点から研究し、臨床実践を先導してきた斎藤学は、医師―患者関係に与えられがちなストーリーを相対化する視点を提示している。それが、たとえば「治療者無力」という視点だ。

「治療者無力というのはアディクションをやっていると自然に出てきます。（中略）医者がだめだから患者はなんとかしようとして治ると、まさにそれに尽きる（笑）」（波田・野口・宮本・斎藤 2009: 306）。

治療者無力とは、〈当時は先生のところに行けば治ると思ってた〉、〈先生っていう人は偉い〉といった物語を、治療者が患者とともに生きないことである。これは、医師―患者関係を、「治す―治される」という固定的な関係から解放する実践である。そして、治療者自身が自らの能力の限界を意識し、治せないものは治せないと宣言することで、逆説的に、患者が自ら治癒へと歩み始めていくこともある。

さらに、斎藤は次のように続ける。

「逆に言うと、患者さんたちはやたらに治療者を大物に仕立てあげようとするんですよ。というのは、『私みたいな偉い者の人生を変えたのだから、これは大物だ』と（笑）。彼らにとって医者は偉くなくては困るので、やたらフォロワーができる。やってみてわかるけど、一貫して危険を感じるわけですよ。変になっちゃう医者も出てくる。パワフルになってしまうんですよ」（波田・野口・宮本・斎藤 2009: 306）。

斎藤の指摘からは、専門家たちもまた、社会関係のなかである決まった役割や振る舞いを期待され、拘束されている側面があることがわかる。

医療社会学では、患者に対する専門家たちからの権力作用を、批判的に考察するタイプの研究が蓄積されてきた。しかし、専門家側を一方的に批判するような視座では、専門家側の経験を十分に汲み取れない。専門家を権力的な振る舞いへ追いやっていく社会的な物語もまたあるからだ。必要な作業は、医師―患者関係とその成り立ちを考察し、もしそうした関係がある場所でうまく機能していないとしたら、うまくいっていない場所で新たな関係を立ち上げていくことだ。

以上、本節ではLさんがダイエットを始めてから会社を退職するまでの経緯を見てきた。ここでは、問題を解決しようという努力のなかで、新たなトラブルが発生するというエピソードが何度か繰り返されていた。トラブルを解決しようという努力には、トラブルを維持したり、拡大してしまう側面があることがわかった。そして、ここまでの流れのなかでは、過食や嘔吐という行為をめぐる解釈や説明が病いの現実を構成していく一方で、Lさんの過食・嘔吐は一向に改善されていない。

2　回復をもたらす物語

前節まで、個々人が感じる漠然とした困り事が、社会的な相互作用のなかで変化し、展開していくプロセスを見てきた。しかし同時に、問題の解消もまた、さまざまな社会的な相互作用のなかで展開していく。そして本書は、問題が解消されていくプロセスの解明により重点をおいている。そこで本節では、Lさんの事例に戻り、過食と嘔吐が解消されていく過程を追いかけていく。会社を退職し、通院もやめてしまったLさんは、その後、いったいどのようにして〈回復〉へ至ったのだろうか。

2・1　回復体験記との出会い

Lさんは会社を退社後、ほとんど外出もせず、貯金を削って毎日過食と嘔吐を繰り返した。そんな生活が二ヵ月ほど続いた後に新しい仕事を紹介された。仕事が始まってからも過食が続いたが、人前に出るようになってからは《どうでもいいや、で繰り返していた過食・嘔吐を「止めなくては」と思えるようにもなってきた》。

《投げやりに過食嘔吐を繰り返しながら、私はずっと元の体型に戻ることを夢見ていた。だけど、それはもう無理なのだ。拒食の毎日に戻らない限り。それよりは、食や体型に縛られた生活から、とにかく抜け出したいと初めて思った。》

この時期、嘔吐をしているにもかかわらず体重は一気に増加した。だからこそなおさら、吐いても痩せずむしろ太ってしまうのであれば、《もうやせることなんて諦めよう》と思ったのだという。Lさんはここで、痩せることへの諦めという転機を得たのだ。

ただし、第4章でも見てきたように、痩せ願望が弱まっても過食を止める方法がわからないまま、過食と嘔吐を継続してしまうケースもある。Lさんはこの頃偶然、インターネット上で摂食障害を克服した人の体験記にめぐりあった。体験記は、規則正しく三食食事を摂ることで回復に至ったという内容だった。この体験記を読み、《これまで心理的なアプローチしか知らなかったし、した事もなかった》Lさんは驚いたという。

Lさんの当時の食生活といえば、食事を全く摂らないか、過食・嘔吐をするかのどちらかであり、《食べたいものを食べたいようにきちんと食べる、こんな基本的な事から、遠ざかってすでに七年》が経っていた。そして、これしかないという思いから、《普通に三食》食べるために自炊を始めた。食べる量が少なすぎると過食をしたくなることから、一定の量を食べる努力をしたという。すると三ヵ月ほどで、過食衝動はほぼなくなり、痩せることへの執着も薄れていった。

L　〔過食・嘔吐は〕一回止まったら、ずーっとそのまま止まっているってわけではなくって、一週間位なかったと思ったら、またあって。で、私の場合は一週間位大丈夫な状態が続いて、またやってしまってっていう感じで、だんだんそのスパンが長くなっていって、次は二週間大丈夫だ、次は三週間大丈夫、次は一ヵ月大丈夫。で、一ヵ月大丈夫だった時はすごく喜んだんですけど。で、一ヵ月大丈夫だったたってなってからは、もう全くしなくなったので、たぶんその一ヵ月がかなり大きかったのかな。大きかったというか、いつ回復したかって言われたら、その一ヵ月目を迎えたその時は、もう本当に、あ、大丈夫だなって思えた時期かなって。

こうして長く続いた過食と嘔吐は、Lさんの生活から完全に姿を消した。Lさんの語りからは、しっかりと食べれば過食が止まるという回復者の体験談が、回復のひとつのきっかけになっていることがわかる。ここでLさんは、過食に対する新たな意味づけを得たのだ。

新たな意味の獲得に関して、IさんのケースもI紹介したい。Iさん（女性／23歳／拒食・過食／約3年）も、Lさんと同様に、摂食障害であった当時、書籍やインターネット上にある摂食障害に関する情報から、摂食障害を〈精神面〉の問題としてとらえていたと語る。

I　精神的なものから食事に対する恐怖があるんだろうっていうのがあったんですけど。でも、過食に移行した時に、〔前の〕会社を辞めていったんほっとしたんだけど過食が止まらないっていうのがあって。これは精神的なものが多少変わっても治るもんじゃないなーって。

摂食障害に関する情報に接して以来、〈メンタルの問題〉という意味づけが拒食や過食をめぐるIさんの体験を覆いつくしていたのだが、精神的に安定しても過食が治まらないという新しい現実は、「拒食や過食はメンタルの問題に由来する」という枠組みに収まりきらないものだった。そして、〈メンタルの問題〉という理解と、〈ほっとしたんだけど過食が止まらない〉という体験との間の裂け目が、過食への意味づけを更新する契機となっている。前節でも見てきたが、Ｉさんも、Ｌさん同様、その後絶食をやめて一定量の食事をすることで、過食も嘔吐もしなくなっていった。

Ｌさんも Ｉさんも、過食を、食事をきちんと摂ることで解消できる問題として意味づけ直した後に、食生活の改善を実行している。両者の場合、過食という問題への意味づけの変化が、問題の解消に向けたターニングポイントになっているのだ。

こうした語りからは、「摂食障害」をめぐる言説が、摂食障害の発症、症状の悪化だけではなく、回復にも非常に大きく関与していることがわかる。ある解釈や物語が回復という現実を促すことも、またあるのだ。

２・２　新たな意味づけの獲得

回復後のＬさんは自らの経験を回顧し、次のように記述していた。

《私が回復に向かって動き出せたのは、両親を責め、彼らから離れたからではなかった。受験のストレスから解放されたためでもないし、自分の立ち位置を決められたからでもない。私の中に長年巣くっていた、「太っていることはいけないこと」という気持ちにメスを入れ、歪みに歪んだボディイメージを矯正し、そして適切な食生活を取り戻す努力を始めたことで、私は前に進みだしたのである。

この事実を前に、「違う！　私の摂食障害は、痩せ願望なんて簡単なものが原因ではないのだ！」と、どうして言えようか。〈昔はもっと大層な理由じゃないと納得できなかったけど〉》

そして、家族と摂食障害との関係については、次のように語った。

L　一人暮らしをしてもうずーっと経っていて、ほとんど接触もしていないわけですよね、親と。お正月も帰らない。そんな状態で、でも治らない。〔家を〕出る時は〔家族に原因があるという説を〕半々位に信じてましたけど、半々、もうちょっと強かったかもしれない。でも、親から離れてそれこそ大学、社会人で五年位ずっと離れているのに、全然良くならないどころか悪化していくっていうのを考えると、うーんっていう。で、両親との関係が変わったわけではないのに、ちゃんと食べるだけで治ってきた。ちゃんと食べなかったからじゃん。いまはそう思っているんですけど。ちゃんと食べないからいけないんだよって。

Lさんの語りからは、〈両親との関係が変わったわけではないのに、ちゃんと食べるだけで治ってきた〉という回復をめぐる体験によって、それまでの摂食障害への意味づけが変化していることがうかがえる。また、《周りを見渡せば、何につけても「痩せろ痩せろ」という風潮が蔓延している。ダイエット願望の原因は、もう明らかなはずだ》と、摂食障害を社会の問題としても理解するようになっていた。そしてインタビュー時には、摂食障害の治療法をめぐって、次のような疑問を語っていた。

L　ほかの依存症は症状をまずストップさせて、たとえば、薬物依存ならまず薬はやらない、お酒は飲まないってなるのに、なんで過食・嘔吐の時だけそれはとにかくほっといて、まず心の治療からいきましょうっていうんだろうと思って。すごい不思議。

Iさんからも、次のようなことが語られていた。

I　ホームページとかでよく載ってるんですけど、症状について。こういうことは摂食障害といいますぐらいだったらいいんだけど。それに関して、さっき言った家族がどうこうだとか原因がどうこうだとかいうのを、あれを載せられるのはさすがにちょっとまずいんじゃないかと思いますね。どつぼにはまりますからね。やっぱりね、ただでさえ精神的にふらふらしてる時なのに、そんなもん読まされたら信じちゃうに決まってるじゃないですか。……過食症から治ってみて思うのは、メンタル面っていうのはやっぱり、いまでも残ってるし、いまでもあるし。ただそこは摂食障害とは一切、というか一応はきっかけにはなってるけれども、一切、そこだけに結びつけるのは間違ってるなって。

Iさんたちの語りからは、回復という経験を経ることで、自らの経験に対する解釈が変容していることがわかる。そこでここでは、LさんやIさんの語りに見られる、新たな意味づけ獲得と過去の意味づけの相対化の過程を、医療社会学者A・W・フランクの「再請求」（reclaiming）という概念から理解してみたい。「再請求」という表現には、病む者が奪われてきた声を請求し、「自分自身の声を見いだすこと」（Frank 1995=2002: 107）という意味合いが込められている。

「脱近代の時代にあって、『再請求＝矯正』（reclaiming）という言葉は、決まり文句（cliché）と言ってよいほどに使いまわされてきた。しかしその言葉は、多くの決まり文句がそうであるように、それが繰り返し用いられる時代の真相について重要な核心部分を伝える。（中略）そこに示唆されるのは、病む者の声が奪われてきたという事実である」（Frank 1995=2002: 97）。

こうした視点からとらえ直すと、まずLさんたちは、摂食障害であった間は、書籍や医師の解釈に沿って過食や嘔吐をとらえていたといえる。しかし、その後〈回復〉という経験を経た視点から、それまでの意味づけを再考し、過去の体験を新たに意味づけ直していた。もちろん、自分自身の声とは何かという問題がある。自分自身の声もまた、さまざまな言説や知識を取り込むことで成立するし、移ろいゆくものでもある。それ自体を同定することは難しい。この点については、終章で取り上げたい。

3　摂食障害と言説環境

ここまで見てきた回復者たちは、さまざまなかたちで、摂食障害をめぐる言説からの影響を受けていた。そこで本節では、摂食障害と言説環境についての先行諸研究をまとめたい。

第1章でも述べたが、摂食障害をめぐる諸言説を考察対象とする、広義の社会構築主義的な研究群がある。J・J・ブランバーグやJ・ハプワースは、「摂食障害」は一九世紀後半に医学的言説を通じて構築されたと指摘し、精神医学や心理学、社会学における摂食障害解釈が、社会的な諸関係のなかで歴史的に構築されていく経緯をとらえた（Brumberg〔1988〕2000; Hepworth 1999）。ここでは、食をめぐるトラブルへの意味づけが変遷するマクロな過程が考察されている。

ある現象をめぐる言説がどう構築されているか。こうした変遷を丁寧にたどる作業には意義がある。たとえば、それによって私たちは、現代の諸言説を相対化する視座を得ることができる。しかし、すべての言説は構築物なのであるから、言説の構築性を指摘するだけでは、特に臨床現象を扱う臨床社会学にとっては、十分ではない。一歩踏み込んで、具体的にどのような構築のされ方、物語化のされ方が、いま現在、どこで、誰にどのような問題状況として認識されているのかを示すことが大事になってくる。したがって、マクロ過程に着目した先行諸研究に対して、本書では、回復者の語りに依拠することで、摂食障害をめぐる現代日本の言説環境が、どのような問題として回復者たちに認識されているかを、具体的なレベルで示すことができる。

次に、言説の構築性を踏まえた上で、摂食障害をめぐる知識や言説が個人にさまざまに作用していく、病いの構築のミクロ過程に着目した研究に、浅野千恵（1996）と加藤まどか（1997）がある。

浅野は、そもそも「摂食障害」という名称は、「その個人の行為や性質の逸脱性や異常性に着目した名づけ」（浅野 1996: 119）であり、こうした名づけの結果、問題の原因が個人にばかり求められ、その結果、個人が統制の対象とされてきたという。そして、「このような解釈のありようは、逆説的に摂食障害から抜けだすことを困難にする社会的な力（権力）として機能している」（浅野 1996: 119）とし、医学的概念がはらむ当事者への権力作用を指摘した。

また加藤は、「家族要因説」（加藤 1997: 119）が、社会的に受け入れられていくプロセスを考察しているが、そこでは、摂食障害には幼少期からの親子関係が影響していると書かれた本を読むことで、摂食障害を家族関係と結びつけて理解するようになったと語る事例が取り上げられている。家族要因説が受容されるメカニズムとしては、まず、家族のあり方が摂食障害の要因として説明されることで、当事者の記憶のなかから問題のあった場面のみが呼び起こされる。そして、呼び起こされた記憶の断片からリアリティを汲み上げながら、当事者は家族要因説に沿った自己物語を構成し、家族関係を摂食障害の要因として語るようになる。この場合、家族に問題があると主張する当事者の語りは、まさに当事者の語りということで信憑性をますます強め、結果的に家族要因説の社会への浸透が促されるという。

いずれも、「摂食障害」をめぐる知識が、摂食障害という状態を維持したり、新たな問題を生み出していく側面に着目しており、これは、情報化がさらに進む現在、引き続き取り上げていくべき重要な論点といえる。本書でも、浅野や加藤の問題意識を受け継いだ考察を行ってきた。

しかし、本書では、個々人のトラブルが生み出される過程だけではなく、トラブルが解消される過程にまで考察の範囲を広げた。すると、当事者たちは抑圧されるだけの存在ではないことが明らかになった（浅野も加藤も、もちろん、この点を見過していたわけではないだろうが）。当事者たちは「摂食障害から抜けだすことを困難にする社会的な力（権力）」（浅野 1996: 119）を跳ねのける力ももっていた。

また、専門家の解釈に沿って自己物語を構成し、その物語を生きる時期があったとしても、彼らはそこに留まり続けるわけではなく、自ら新たな物語を生み出していく存在でもあった。

社会学は、抑圧された人々の苦しみを公にしていく作業に、長らく取り組み続けてきた。しかし、人々が社会的な力から自らを解放していくプロセスをとらえ、彼らの知恵と実践を公にしていくことも、社会学の重要な課題だ。そして、本書が着目したいのは、個々人がもつ解放へのパワーと実践である。

さて、摂食障害者は、専門家によって分析され、考察され、治療される「対象」であったことは確かだ。しかし現在、摂食障害の経験者は、セルフヘルプ・グループをつくったり、摂食障害に関する本を出版したり、摂食障害の治療者になったりと、いろいろな領域で活躍し始めている。そして、次章で見ていくように、回復者たちは、自分たちが経験した摂食障害を自分たち自身で分析し考察することに乗り出しているのだ。

本章ではLさんの事例から、「摂食障害」をめぐる言説が、どのように発症や回復に関与するのかを見てきたが、次章では、本章の議論を受けて、回復者自身が摂食障害をどのように分析し考察しているかを見ていく。分析される存在ではなく、分析する存在、言説を生産する存在としての回復者たちの実践を見ていく。

注

（1）http://xurix.at.infoseek.co.jp/susumo/,2006.11.25

第6章　「分析される人」から「解決する人」へ
——回復体験記の考察

「クライアントや治療者が使う言語の背景や深層にある物を探すことよりも、クライアントや治療者が使う言語こそが私たちが研究し続けなくてはならないすべてであると私は考える」（de Shazer 1994=2000: 13）

1　「食べれば治る」という語り

これまで「分析する人・治療する人」は専門家であり、摂食障害者は「分析される人・治療される人」という立場におかれ続けてきた。しかし、前章からは、専門家だけではなく、摂食障害者もまた、自らの問題について考え解釈することができる解釈主体であることがわかった。本章では、前章の議論を引き継ぎ、摂食障害の経験者による摂食障害解釈を取り上げたい。

病いをめぐる知識は、歴史・社会的に構築されるものであり、時代や状況によって変化していく。このような、病いをめぐる構築主義的な認識が広がってきた現在、「専門家の知」を、普遍的な「真理」ではなく、ひとつの「物語」として相対化する動きは、各学問領域で起こっている。真理と見なされているものは、いわば、ある時代や文化が生み出した物語なのだ。
こうした考え方に基づけば、専門家の知も当事者の知も、どちらもひとつの解釈、すなわち「物語」なのであって、どちらかが正しいということではなくなる。専門家の解釈が、何らかの現象を理解するための推論にすぎないのであれば、当事者の語りもまた、当事者が自らの経験を理解するために行う、ある時点での回顧的な推論にすぎない。

専門家の物語も当事者の物語も、現象のひとつの解釈のありようとして等価であることを、本書では何度も確認してきた。しかし、こうした相対主義的な認識を前提としてみたところで、現実的には、当事者はなんらかの視点から自らの経験を理解したり、それを他者に語ったりしている。すべての解釈が相対的なものであり、ひとつの物語にすぎないとしても、そこには選ばれる物語・語られる物語と、棄却される物語・語られない物語がある。ある物語は社会的に浸透していき、ある物語は人々に対して説得力をもたない。私たちは、そんな物語空間を生きている。

私はこれまで、当事者によるホームページ（HP）やブログの調査を継続的に行ってきた。現在、インターネット上には、摂食障害に関するさまざまな情報があり、当事者によって運営されているHPも数多くある。たとえば、ウェブリングとは同じような趣味・テーマに沿ったサイトをつなぐもので、二〇〇〇年には摂食障害のリング「EDRING」も作られた(1)。ここには当事者たちのHPが多数ある。当事者に運営されているHPやブログ、掲示板といったインターネット上の言説空間自体、インターネットの普及によって初めて可能になった新しい動きである。当事者たちも自らの経験や考えを語るツールを手にしたのだ。

こうしたなか、規則正しく一定量の食事を摂ること、当事者間で時に「食事訓練」と呼ばれる方法で回復したと記載しているHPを、二〇〇二年一〇月から二〇〇六年五月までの間に、8件確認することができた。過食や嘔吐で苦しんでいる人々のHPと比較して、回復者のHPは調査時には非常に少なかった。こうした状況を考慮すれば、8件は大きな数字と考えることができた。さらに、同時期に、インターネット上では、現在食事の訓練に取り組んでいる最中だという報告や、食事の訓練によって回復したという発言などもしばしば見かけた。インターネット上の情報は、発言の信憑性を確認できず不安定ではあるものの、「食事」へのアプローチは〈回復〉への道のりのひとつとして、当事者たちの間で注目されていると考えてよいだろう。

「食事」への注目は、回復者の動きといっても一部のものであり、非常に限定的な事例である。しかしこれは、摂食障害が「個人」「家族」「社会」のいずれかの地平で物語化されがちな風潮のなか、一部の回復者たちの間で生じている新しい動向と考えられた。そもそも、食事へのアプローチは、古くは行動療法に由来し、現在は認知行動療法（Garner & Garfinkel eds. 1997=2004: 73-147; 切池 2003, 2005; 野添・長井 2002）でも用いられている方法であり、それ自体は決して新しいアプローチではない。むしろ、食べれば治るという解決案の提示の仕方は、強制的な食事摂取などの治療法につながったり、患者の心理的な問題をおざなりにすることで、患者を心理的に追いつめるものとして批判されてきた歴史もある（Bruch 1978=1979: 126-143）。

にもかかわらず、なぜ現在の日本で、一部の回復者は、摂食障害を「個人」「家族」「社会」の問題としてではなく、あえて「食事」の問題として語ろうとするのか。このような解釈が選ばれ・語られる背後には、どのような社会状況や個々人の状況があるのか。彼女たちは、「食事の問題」として摂食障害を解釈することで、何を試みようとしているのか。そこにはどのようなロジックがあるのか。

本章では、上記8件のなかで、私がインタビューを行うことができた3名（Iさん、Kさん、Lさん）のうち、二〇〇六年一一月の時点でもHPを開設していたKさんとLさん2名のHP上の摂食障害に関するエッセイを取り上げ、これを検討する（以下、これらをまとめて「回復体験記」と呼ぶ）(2)。以下ではまず、KさんとLさんの回復体験記の概要を検討し、彼女たちが提示する「食事」の問題という解釈の内実を確認した上で、彼女たちが、ほかの摂食障害解釈をどのようなものとして理解し、これらとどのような距離をとることで、自らの解釈を立ち上げているのかに着目する。その上で、回復者の一部が、摂食障害を「食事」の問題として説明することの論理を考察していく。

2　回復者自身の解釈

2・1　「食事の問題」としての摂食障害

KさんとLさんの発症と回復に至る経緯を再度確認しておこう。

Kさん（女性／36歳／過食／約12年）は、高校時代に友人の間で流行していたことからダイエットを始めた。Lさん（女性／26歳／過食・嘔吐／約8年）のダイエットの直接的なきっかけは、高校時代に女性誌のダイエット特集を読んだことだった。成果はすぐに表れ、彼女たちは、ダイエットにゲームのような面白さを感じるようになったという。しかし、次第に食欲を抑え続けることが難しくなり、Kさんは約12年間に渡って過食衝動との格闘を続け、Lさんは約8年間に渡って、過食・嘔吐を繰り返した。
Kさんの回復の契機は、規則正しく食事を摂ることで過食衝動が治まることを教えてくれた精神科医との出会いである。これを機に、Kさんは自主的に入院をし、約二ヵ月間の入院中に食生活を整えた。退院後も、新しい食生活が定着するまでは食生活が乱れぬように、そして食事の量が少なくなりすぎないよう意識をし、その後は一度も過食をしていないという。私との初回のインタビュー時には、過食をしなくなってから約10年が経過していた。

Lさんも、うつ病、神経性大食症と診断され精神科に通院していた経験があるが、精神科の治療では過食・嘔吐は改善されなかった。しかし、インターネット上で食事へのアプローチによって回復したという回復者のHPを読んだことを契機に、食生活の立て直しを始め〈回復〉に至ったという。私との初回のインタビュー時には、過食・嘔吐を一切しなくなってから約3年が経過していた。

先述したように、「食事」へのアプローチ自体は、特に新しいものではない。摂食障害の治療の歴史のなかでも古くから存在し続けている。では、Kさんたちが提示している食事へのアプローチは、いったい、どのようなものなのか。

《息も出来ないくらい過食しても、眠くなるまで止まらない。起きるとまた胃袋に隙間が少しできているので、また過食が始まる。寝るか食べるかしか出来ない。……当然仕事も出来なくなる。お金はどんどんなくなってくる。そのうち、ごみをあさって道端で野垂れ死ぬのではないか。そういう恐怖が、他人事ではなく、まさに実感としてあった。》（K）

Kさんの場合、12年間に渡る苦しみの中心を占めていたのは過食だった。嘔吐はせず、過食後は絶食や下剤を乱用することで、体重増加を防いでいた。

《我が家では過食期の私の、異常な食べたい衝動を「むしがわく」と言っていましたが、本当に何かに取り付かれたようで、自分ではない何かが自分の中にいるようでした。……「むしがわく」のは何か自分の考え方が悪いのだ（意思が弱くて抑えられないのだ）と当時は思っていましたが、いま考えてみると、あれは意思の力でどうにか出来る物ではありませんでした。本来食欲は意思の力で支配するものではありませんよね。それをたまたま意思で抑える事が出来る時期（拒食期）があると、その後に無理矢理抑えられていた食欲中枢神経が逆方向に暴走してしまい、意思に反して（それどころか実際体に必要な分以上に）食欲の止まらなくなってしまう時期がやってきてしまうのではないか、と思っています。それは意思が弱いからではなく、当然やってくるものなのではないかと思います。》（K）

Kさんは、過食に苦しんでいた頃は、過食を意志の弱さの表れだと思っていたが、その後は、過食を体の自然な反応だと理解するようになったと記述している。こうしたKさんは、食事を抜いたり減らしたりすることが過食を引き起こすとして、《とにかくまずは三食食べよう》（K）と指摘する。

他方、Lさんの場合は、問題の中心は過食と嘔吐だった。たとえば、Lさんの大学時代の過食・嘔吐は次のようなものだったという。

《連日過食嘔吐を繰り返し、その量も、回数も、半端じゃなかった。一日暇なときは、朝から何度も（多いときは五回くらい）、用事があるときも、できるだけ暇をみつけて過食した。……一回にかかる過食代は一五〇〇円～三〇〇〇円。それが日に何度も繰り返される。当然、親の仕送りでは足らず、私はバイトに精を出した。》（L）

こうしたLさんは、以下のように述べている。

《私が言いたかったのは、「三食きちんと食べなければ、体が暴走するんだから、きちんと食べましょう。太ったってなんだって。まずは食事の訓練をしていいリズムを身に付ければ、過食の衝動もおさまるし、おかしな恐怖心も消えるし、そのうち体重増加だって落ち着くと思いますよ」と言うことだった。》（L）

Kさんたちは、過食の原因は極端な食事制限にあり、過食を治すためには一定量の食事を摂る習慣を取り戻す必要があるという。これが、彼女たちのいう「食事」へのアプローチの内容である。

では、Kさんたちは、なぜ、ほかの摂食障害解釈ではなく「食事」の問題という解釈を選択しているのか。次項では、彼女たちが、「心」や「家族」をめぐる解釈、「社会」をめぐる解釈、さらには摂食障害であることを肯定する言説をどのようにとらえているかについて、見ていく。こうした作業からは、複数ある摂食障害解釈のなかで、「食事」の問題という解釈が意識的に選択されていること、そして、そのような選択がなされる理由や状況が浮かび上がってくるはずだ。

2・2 「心の問題」「家族の問題」という解釈に対して

《「摂食障害は心の病気なんかじゃない！」と私は確かこの摂食障害関連めもり帖の最初の方に書いたと思いますが、それは、「摂食障害→心の病気→無意識の中にある自分でも気付かない心の傷→母親の育て方や発症時に起こった出来事→カウンセリング」という図式に対しての反論です。ネット上の情報によると、摂食障害を心の病気という際には、必ずと言っていいほど、この図式が見られるように思えたからです。》（K）

「心」の問題、「家族」の問題といっても、個々の臨床家や研究者の解釈は多様であるが、Kさんが反論しているのは上記のような図式であるという。そして、Kさんは次のように指摘する。

《私は、ダイエットをきっかけとして始まった摂食障害に、安易に「家族関係」や「過去の育てられ方」をもち込むべきではない、と思っている。それは原因自体がダイエットである場合が相当多いのではないか、と感じているのだ。……過去の心の傷とか、育てられ方とか、ストレスとか……。そういう面での心の病気ではなく、単に、間違った情報を信じ込んでいるがゆえの病気なのではないか、と。……確かに極端に食事を減らせば、確実に痩せる。しかし、問題はその後だ。しっかりした食事の仕方にきちんと戻す訓練をしておかないと、必ずと言っていいほど過食が始まる。私は、その事自体はストレスなどの心の問題とは全く関係ないと思っている。いわゆるリバウンドである。》（K）

また、摂食障害と心の関係について、次のように記述している。

《食べたい気持ちや、食べるのがこわい気持ち。それから、外に出られなくなったり、キレやすくなったり。そういった心の問題は、食べない事（無理な食事制限）によって悪化するのではないか、という気がしている。要するに、心の問題が原因で摂食障害になっているというよりも、それが摂食障害の症状である、という事だ。》（K）

Kさんは、心の問題が原因で拒食や過食という結果が表れているという見方に対して、食事を減らすことが原因で拒食や過食という結果とともに、心の問題という結果も表れているのではないかと指摘している。

また、Lさんは《自分に都合のいい知識以外、無視をしてきたという可能性も否定できないけれど》（L）と留保をしつつ、自らが摂食障害であった当時の言説環境について以下のように記述している。

《文献を探せばいくらだって出版されている。ネットを検索すれば、何万件ものサイトにヒットする。そういうものを、私はひたすら読み漁った。……そんな生活をしばらく続けて、私が思ったのは、「私の病気は、家族関係が大きく関係しているに違いない」ということだった。……大抵の専門家の意見の中には、「母親とうまく信頼関係を結べていないから」とか、「ずっといい子で育ってきたため歪みが生じたから」とか、「親の顔色を伺わずにはいられない生活のストレス」とか、「家族がうまく機能していないから」というようなことが、それこそこれしかないだろうと言わんばかりに並べられている。》（L）

しかし、Lさんは、《過食嘔吐が落ち着いてきたいま思うのは、結局、私をこの泥沼に陥れた原因は「痩せたい」「太っていたら醜い」という気持ちだったのではないか》（L）と述べ、摂食障害の原因を家族に求める説明について、次のように述べている。

《どこの家庭にだって、大なり小なりの問題は絶対にあるはずだと思う。それを忘れて、「摂食障害の原因は、家庭環境にある」と言い切ってしまうことの恐ろしさ、そしてそれを鵜呑みにしてしまうことの浅はかさ。私はそれを、身をもって体験したように思う。私と両親の関係は、まだまだ修復に余りあるのだから。》（L）

また、「心」については次のように記述していた。

《まずはきちんとした食生活を取り戻す。そこから心のケアを始めても遅くはないだろうし、何よりその方が効率がいいと私は考える。きちんとした食生活を取り戻すだけで、どれだけ心が軽くなるか。》（L）

以上、KさんやLさんの記述からは、「心」や「家族」と摂食障害を結びつける言説が、当事者の間でもかなり普及していることがわかる。そして、彼女たちはこうした解釈を批判的にとらえていた。では、摂食障害解釈のもう一つの大きな流れである「社会」についてはどうとらえているのだろうか。

２・３　「社会の問題」という解釈に対して

Kさんは、《最近、「女って外見で判断されるんですよね。」っていうエステのCMがあるよね。あほか。私はあれを聞くたびに、「そうそう、そうやって、みんなで摂食障害の患者を増やしていくんだよ」って思う》と述べている。

また、Lさんも、《ダイエット願望すら両親のせいにしていた頃もあったけれど、いまとなっては「ばかいうな」である。周りを見渡せば、何につけても「痩せろ痩せろ」という風潮が蔓延っている。ダイエット願望の原因は、もう明らかなはずだ。摂食障害になった、というのは、ある意味、現代の風潮の被害者になった、に等しいのかもしれないなあと思ったりする》と述べている。

このように、彼女たちは、自らの経験を「社会」の問題としてとらえてはいる。しかし、その上で、Kさんは次のように指摘する。

《「私は何も悪くないのに、世の中の風潮のせいで病気になってしまった」と発症者が思うのは危険だと思っている。世の中がどうであるか、ということと、自分のいまの症状を治すこととは、話が別なんだよ。》（K）

社会学の立場から回復を考察している先行諸研究では、自らの個人的な問題を社会的な問題としてとらえ直せるようになることが、回復にとって重要だと指摘されている（浅野 1996: 149; Garrett 1998: 67)。しかし、個人的な問題を社会的な問題としてとらえ直せるようになっても、それが直接には過食や嘔吐を消してくれるわけではない。彼女たちは、自らの問題が社会的な問題であると指摘しつつも、直接的な解決策は食事訓練という実践に求めているのだ。

2・4　「摂食障害を肯定する」という言説に対して

最後に、摂食障害をめぐる言説には、回復を志向するだけではなく、回復にこだわらずに、過食や嘔吐をしてしまうことを含めて、摂食障害であること自体を肯定しようというものもある。Lさんは、こうした言説が摂食障害者を取り巻いている状況を次のように指摘している。

《アルコール依存症の場合「原因がなんであれ、とにかくまず飲酒を止めなくてはならない」という前提の下、治療が行われる。……過食症の場合はちょっと違う。まず、原因を究明することに全精力を注いでしまう。その間、「あなたにはこの病気が必要である。なぜならこれをすることで、あなたは自分自身を守っているからだ。決して自分を責めてはいけませんよ」と、あたかも症状を肯定するようなことを言われてしまう。》(L)

さらに、摂食障害であることを肯定する言説は、当事者たちの間でも語られているという。おもに摂食障害者同士がやりとりをするインターネット上の《自助系掲示板の中では、「治したいのに治らない」という人に対して「頑張らなくてもいい」という発言が、挨拶みたいに当たり前に返されている》(L)という。Lさんはこうした状況に対して次のように述べている。

《「頑張らなくていい」は、回復のプロセスの中で、とても役に立つ言葉だ。だけど、相手のことを何もわからないまま言われる「頑張らなくていい」は、鵜呑みにする前に考える必要がある。本当に、いまの自分は「頑張らなくていい」のか? それを知っているのは、実際に自分の周囲にいる、自分のことを本当に心配しているひとたち、そして「自分自身」だけだ。》(L)

Kさんもまた、過食を肯定する言葉には、問題を長期化させる効果があると危惧している。

《「過食した事で自分を責めないで。過食しちゃってもいいんだよ。」ってのもひじょーに無理があると私は思う。……「過食しちゃってもいいのだ。過食と一生付き合っていこう。」っていう方向に

行ってしまう〔の〕は、なんか違うんじゃないか。》

過食や嘔吐を肯定する言説の一部は、過食や嘔吐をしてしまう自分も含めて自己を肯定していこうというスタンスをとっており、これは摂食障害を解消しようという試みとして提示されるものだ。KさんやLさんは、こうした方向性に一定の評価を与えつつも、摂食障害であることを肯定する言説には、過食や嘔吐を長引かせてしまう側面があることを指摘していた。

3 「解釈権／解決権」の獲得

3・1 摂食障害をめぐる言説環境の問題化

ここまで検討してきた回復体験記は、自らの回復の経験を記述しただけのものではなく、摂食障害の分析という色合いが強いものであった。そこで本節では、KさんとLさんが、過食や嘔吐をほかの解釈ではなく、「食事」の問題として説明する論理を確認していきたい。

そもそも、「個人」「家族」「社会」「摂食障害を肯定する」という諸言説は、摂食障害を解決しようとする試みのなかから生まれてきたのであり、それは回復を助ける言説として提示される。しかし、Kさんたちは、こうした言説に疑問をもっていた。では、Kさんたちは従来の言説に含まれるどのような側面を問題にしているのか。Kさんは次のように指摘している。

《家族関係と摂食障害の間に「実際に関係があるかどうか」という事と、患者自身が「関係あると思ってしまう」事とは、また別の意味があると思っている。だからこそ私は「関係ない」とはっきり言うのだ。》（K）

Kさんは、《家族関係と摂食障害の間に「実際に関係があるかどうか」という事》を問題にしているのではない。ここで問題にされているのは、あくまでも《患者自身が「関係あると思ってしまう」事》なのだ。

また、2節で見てきたLさんの記述も、《摂食障害の原因は、家庭環境にある」と言い切ってしまうことの恐ろしさ、そしてそれを鵜呑みにしてしまうことの浅はかさ》（L）、《相手のことを何もわからないまま言われる「頑張らなくていい」は、鵜呑みにする前に考える必要がある》（L）というものであった。こうした記述からは、ある立場からの解釈が当事者に与える影響に注意が払われていることがわかる。ここでは、ある解釈が真実であるか否かではなく、いま過食や嘔吐をしている人々がその解釈をどう受けとめるかという言説の効果が問題にされているのだ。

社会構成主義の立場から従来の心理学理論を批判したK・J・ガーゲンは、「物語は単なる物語ではない。物語は、それ自身が状況に埋め込まれた行為であり、発話内効力をもつ遂行である。それは、社会的関係性の世界を作り、維持し、変容させる」（Gergen 1994=2004: 330）と指摘している。

Kさんたちの文章からは、彼女たちが、摂食障害をめぐる物語が「効力をもつ遂行」であることを強く意識していることが読みとれる。そして、こうした意識に基づいて「心」や「家族」の問題、あるいは「摂食障害を肯定する」といった言説には、過食や嘔吐をしている人々が回復していくことを妨げる可能性があると指摘しているのである。

彼女たちが提示する《とにかくまずは三食食べよう》（K）というシンプルな説明は、現在普及している支配的な摂食障害解釈に対抗する試みといえよう。彼女たちは、従来の摂食障害をめぐる物語にはどのような問題があるかを見極めた上で、素朴にではなく、あくまで戦略的に「食べれば治る」とあえて言っているのだ。こうすることで、彼女たちは、従来の意味づけを脱意味化し、過食や拒食に過剰な意味を見い出そうとしてきた専門家たちの言説に、摂食障害者たちが絡めとられない回路を開いた。〈回復〉に通じるシンプルかつ新しい物語を紡いでいるのだ。

3・2　「問題志向」から「解決志向」へ

次に、彼女たちが摂食障害を「食事」の問題として強調することの背後にあるのが、原因を探求することと回復することとは別という視点である。たとえば、Lさんは、《原因を究明したからといって、それで過食症が治るのだろうか？》（L）と指摘している。また、次のようにも述べている。

《「親子関係が原因だ」という結論が出たからといって、「はい、じゃあお父さんとお母さん、もう一度お子さんへの接し方を勉強しなおしましょう」と両親が頑張ってみたところで、患者本人は治るのだろうか？　治るかもしれない。だけど、いったい何年かかるんだろうか？》（L）

Kさんの記述も見てみよう。

《ひき逃げの交通事故で重症を負って、歩けなくなったとします。もちろん犯人を探すだろうし、見つかったら見つかったで相手に賠償金を払わせたりいろいろ交渉はする訳です。でも、歩けるようになるには、自分でリハビリするしかない。原因究明とも補償とも全然関係ない、具体的な「どういう運動をして、どこに筋肉をつけて」というリハビリ方法があって、それをやらない限りは、自分は歩けるようにはならない。……食事の訓練＝リハビリ法。》（K）

ここでは、原因を探すことと回復をすることは別だということが、交通事故の比喩を用いて述べられている。

本書でもたびたび注目してきたが、心理臨床の領域でも、社会構成主義の系譜の新しいセラピー(3)では、原因の探求が解決につながるという考え方自体に疑問が差し挟まれている。たとえば、ソリューション・フォーカスト・アプローチは、問題について語ることが問題を構築してしまうという考え方に基づき、セラピーを、問題について語る「問題志向の言語ゲーム」ではなく、解決について語る「解決志向の言語ゲーム」（de Shazer 1994=2000; Miller 2003）として組み立てていこうとする。

原因の探求と解決方法は別だと述べるKさんたちは、まさに、「解決志向」という観点から「食事」の問題という解釈を提示していると考えることが可能だ。彼女たちは、摂食障害に関する問い方を、Why（なぜ摂食障害になるのか）からHow（どうしたら回復できるのか）へと転換させているのだ。

3・3 「解決権」の獲得

そして、Kさんたちが「食事」の問題という解釈を選ぶ背景には、摂食障害という問題を誰が解決するのか、という解決者のポジションへの問題意識がある。

前章では、A・W・フランクの「再請求」（reclaiming）（Frank 1995=2002）という概念で回復者の語りをとらえたが、「再請求」には、病む者が他者に奪われていた声を請求し、自分自身の声を見い出すという意味が込められていた。

こうした視点は、摂食障害の領域でも指摘されている。浅野千恵は、「自らが摂食障害になった理由をどのようなものとして捉えるかということが、その個人が摂食障害から『回復』するうえでの重要な鍵をにぎっている」（浅野 1996: 200）と述べる。

> 「摂食障害からの『回復』ないしは『脱出』を、私はその個人の自己定義権ないしは解釈権が復活することだと捉えている。逆に、摂食障害に陥っている状態とは、その人が自らの状況や自己を定義する権利や力（パワー）を剥奪されている状態だと定義することができる。あとで具体的に見ていくように、摂食障害の状態にある女性たちは、自分たちの力を奪っていくような否定的な解釈によってとりまかれている。それらの解釈は、彼女らの行為を彼女らのおかれている社会的文脈から切り離して解釈するよう強制している。多くの解釈が『あなた個人に問題があるのだ』と考えるよう女性たちにしむけているのである。その結果、摂食障害の女性たちは自分自身を否定的に捉えるようになり、

摂食障害から抜け出すことがより困難になってしまっているのである。そのような状況をうちやぶっていくためには、自らの行為を社会的な文脈から捉えかえせるようになることが不可欠である。そして、フェミニズムはそのための力を女性たちに与えているのだということを、私は調査を通じて理解することができた」（浅野 1996: 24-25）。

Kさんらもまた、浅野が指摘する方向性（自らの行為を社会的な文脈からとらえかえす）とは別の方向性（摂食障害を食事の問題としてとらえかえす）で、自分たちの経験を自ら定義・解釈しているのであり、これは浅野の指摘する解釈権が回復されている状態と考えることができる。しかし、解釈権を回復したとしても、必ずしも、「食事」の問題という解釈が選ばれるわけではないだろう。

そこで、彼女たちが摂食障害を「食事」の問題として提示することで、何を達成しようとしているのかを考えるために、2節で見てきたKさんたちによるほかの摂食障害解釈批判を振り返り、ほかの解釈と彼女たちが選ぶ「食事」の問題という解釈の違いを探ってみたい。

まず、「心」、「家族」の問題という解釈があった。摂食障害をこのように語る場合、心や家族が改善対象にされがちだ。そして、こうした解釈を採用すれば、心や家族関係を改善しようと試みる医師やカウンセラーが治療者として問題の解決主体となり、摂食障害者は患者として客体化される可能性が高い。この場合、摂食障害者自身は、自らの問題に対して無力な存在として位置づけられてしまう。

次に、「社会」の問題という解釈があった。摂食障害をこのように語る場合、社会が変革対象にされがちだ。しかし、社会は一個人の力で短期的に変化させることが難しい。ここでは、フェミニストや社会学者などが問題の解決主体になり、摂食障害者は社会から抑圧を受けている存在として描かれる可能性が高い。繰り返すが、Kさんは、《世の中がどうであるか、ということと、自分のいまの症状を治すこととは、話が別なんだよ》と述べている。

最後に、「摂食障害の肯定」があった。頑張らなくていい、過食をしてもいいという言葉には、摂食障害であることを含めて、自己を肯定する意図が含まれている。そしてLさんも、《回復のプロセスの中で、とても役立つ言葉だ》と評価している。しかし、摂食障害をこのように語る場合、短期的には過食や嘔吐の解決が保留される。Kさんたちは、これらの言説を、過食や嘔吐を直接的に解決していく方向とは異なるものとして位置づけていた。

医療人類学者のA・クラインマンは、次のように述べている。

「私は単に、臨床家の個人的な関心（逆転移）や職業的な（疾患への）関心が、病いの解釈に強く影響を与えることを指摘したいだけである。臨床的な記述のほうは、客体としての患者のなかに病いの意味を受動的に観察した結果というよりも、病いの主体との対話において病いの意味を能動的に創り出すものであると見たほうが、おそらくより適切であろう」（Kleinman 1988=1996: 64）。

クラインマンも指摘しているように、病いをどう解釈するかは、解釈主体の関心に強く依存する。精神分析家は発達上の欠陥に、家族療法家は家族関係に、フェミニストは女性をめぐる社会環境に「問題」を見い出す。こうして語られた「心」や「家族」、「社会」や「肯定」の物語を、Kさんたちは一部評価しつつも、それらは過食や嘔吐という問題を具体的に解決するための物語ではないと考える。

これに対して、「食事」の問題として摂食障害を語る場合、いま過食や嘔吐で苦しんでいる人々が、次の食事からすぐに回復への歩みを開始できる。そして、いま過食や嘔吐で苦しんでいる人々自身が問題の解決者になれる。Ｋさんは、次のように述べている。

《医者の手猫の手どんな手を使ってもいい。どっちにしても戦うのは自分なのだ、ということだ。》（K）

もちろん、「食べれば治る」ということを理解できたとしても、食べることへの心理的な抵抗を取り除くことは多くの場合簡単なことではない。Ｌさんも《きちんと食べることで、毎日「太る恐怖」に襲われていました》（L）という。だからＬさんは、食べることへの恐怖心を乗り越えるための励ましも、いま苦しんでいる人々に向けて記述している。

《摂食障害に苦しむ方にはきちんと食事をすることにチャレンジして欲しいと思うし、それを通じて「太る恐怖」を乗り越えて欲しい。そこに踏み切ることができるのは、あなただけです。》（L）

自分の身体や食欲を信頼していく勇気をもつこと、最初は怖くても身体へのコントロールを手放すことは、自分にしかできない。そんなメッセージを、彼女たちは、いま苦しんでいる人々へと送る。

以上のように、Kさんたちの解釈は、医師やカウンセラーや家族や社会学者といった他者ではなく、当事者自身が自らの問題の解決者というポジションを占めている点にあり、この点がほかの解釈と大きく異なる。ここでは、摂食障害をあえて「食事」の問題と解釈することで、当事者が自ら問題を解決する権利、すなわち「解決権」の獲得が試みられていると考えることができる。

本節の考察からは、一部の回復者の間で見られた動向は、問題の「解釈権」を取り戻しているだけではなく、同時に、摂食障害者本人たちが問題の「解決権」を獲得する動きと考えることができた。再請求や解釈権の復活というこれまでの言葉だけでは、摂食障害からの〈回復〉は論じきれない。拒食や過食からの〈回復〉には、意識的にせよ、無意識的にせよ、怖くても「食べる」とか、吐きたくても「吐かない」など、身体を巻き込んだ実践が関与してくるからである。Kさんたちは、単に自分たちの問題を定義づけ直しただけではない。摂食障害を自分たちで解決できる問題へと転換する解釈を行ったのだ。

4　解釈をめぐる政治

本章で取り上げてきた「食事」の問題という解釈は、彼女たち自身の過食や嘔吐の経験、〈回復〉という経験から導かれただけではなく、同時に、摂食障害をめぐる現在の日本の言説環境との関係性のなかで立ち上げられてきたものといえよう。回復体験記からは、摂食障害をめぐる現代日本の言説環境が、どのような問題状況として当事者たちに認識されているか、その一端をとらえることができた。

そして、本章で確認してきた回復者の解釈からは、当事者もまた、単に専門家の知識を受動的に消費するだけの存在ではなく、自らの問題を分析し、定義し、解決する主体であることがわかった。L・ホフマンは、次のような考え方を紹介している。

「まず、すでに頭の中にある治療的介入が行われ、後から、それを支持する仮説が追いかけて来る。たとえば、セラピストが精神力動的な枠組みを使う時、するべきことは過去の心的外傷をうまく処理するのを助けることであり、それゆえ、発達上の欠陥を探すことだと考える。また、家族療法家は、問題を不適切な上下関係をもった家族構造に探ろうとし、家族内の同盟関係を変化させようとする。このように数多くのセラピストの物語が存在する」(Hoffman 1992=1997: 48)。

精神医学や臨床心理学は摂食障害を「心」や「家族」の病理として語り、フェミニストは女性をめぐる「社会」の問題として語る。専門家は、自らが解決主体になりうるような解釈を提示しがちである。だが、自らが解決主体になるような解釈を提示しているのは、専門家だけでない。摂食障害の回復者もまた、摂食障害者本人が解決主体となりうるような解釈を提示していた。そして、本章で考察してきた回復者の解釈は、食べれば治るものとして摂食障害を思考可能なものにし、また、「心」の問題という物語が氾濫するなか、「心」の問題として摂食障害を思考しないことを可能にする説明であった。ある現象を、どのように定義し、解釈し、物語るかは、その語り手が何者であるかを語っている。

社会学では、政治性や権力とは、告発され暴露される批判の対象という意味合いが強く、特に、医療の領域においては、専門家の「政治性」は、患者を抑圧する悪しきものとして意味づけられることが多かった。だが、本章で見てきた回復者の分析が有する政治性を、本書では、当事者たちから提示された〈回復〉のための戦略として、ポジティヴな意味で提示したい。

こうした視座を得た私たちは、拒食や過食や嘔吐を、今後どう眼差すようになるのか。さまざまな解釈があり、どの視点に立つかで、行為の意味はがらりと変わって見えてくる。意味は、つねに社会的相互作用のただなかにあるのだ。

しかし、本章で見てきたような〈回復〉のあり方を強調することは、摂食障害に苦しむ人々に自力での回復を迫ることにつながってしまう可能性がある。ここには、苦しむ人々が、回復できるのに回復しようとしない人というレッテルを貼られ、抑圧されていく余地が残る。現代では、「主体性」の安易な称賛は、容易に「自己責任論」に絡めとられてしまうのだ。この点については、終章で再度論じていく。

注

（1）二〇〇七年二月の時点で、「ＥＤＲＩＮＧ」には１９２件の登録があった（二〇〇二年一二月には１１４件であった）。ただし、登録のみで、閉鎖中のサイトも多かった。

（2）Kさん「体験記」（http://jizoan.at.infoseek.co.jp/sesshoku/,2006.11.25）：Kさん「摂食障害関連めもり帖」（http://plaza.rakuten.co.jp/jizoan/diaryall/,2006.11.25）：Lさん「摂食障害体験記」（http://xurix.at.infoseek.co.jp/susumo/,2006.11.25）：Lさん「毒舌系摂食障害つれづれ記」（同上）。私との初回のインタビュー実施日以後の日付が付与されている文章、およびそのように判断されうる文章は、本稿での引用対象から除外した。データの引用の詳細は、中村（2008）で述べた。本章では、Kさん、Lさんともに、彼女たちが自発的に他者に向けて発信した記述を取り上げたいため、インタビュー・データは取り上げず、ＨＰ上の文章のみをデータとして用いた。

（3）代表的なものとして「ナラティヴ・セラピー（narrative therapy）」（Anderson 1997=2001; 小森・野口・野村編 1999; McNamee & Gargen eds. 1992=1997; 野口 2002, 2005; White & Denborough 1998=2000; White & Epston 1990=1992 など）や、「ブリーフ・セラピー」（brief therapy）（de Shazer 1985=1994, 1994=2000; George, Iveson & Ratner 1990=1997; Miller 1997; 若島編 2004 など）、「ソリューション・フォーカスト・アプローチ」（solution-focused approach）（Berg & Dolan 2001=2003; Berg & Reuss 1998=2003; McFarland 1995=1999; Watzlawick 1986=1993, 1978=1989; Watzlawick, Weakland & Fisch 1974=1992 など）が挙げられる。これらの心理療法は、社会構成主義（social constructionism）に基づき、問題について語ることやクライエントを「病人」と見なす従来の心理療法の方法自体が、問題を構成し、病人をつくり上げてしまう側面を問題視している。

終章　過渡的なプロジェクトとしての〈回復〉論

「誰の物語が語られているのか？誰によって？そして何のために？」（Denzin &Lincoln eds. 2000=2006c: 149）

本書では、回復者の語りをもとに、摂食障害とそこからの〈回復〉について考察してきた。「人々はなぜ摂食障害になるのか」という原因論や「患者をどのように治すか」をめぐって展開されてきた治療論に対して、本書は、「人々は摂食障害からどのように〈回復〉しているのか」に着目し、回復者の視点から、社会生活のなかで達成される〈回復〉をとらえてきた。

語りの紹介をすべて終えたいま、本章では、これまでの各章を振り返りつつ、それらにいくばくかの考察を加えていきたい。

1　生きられた〈回復〉の物語

1・1　〈回復〉の語りからわかったこと

まず、回復について本書で明らかになったことは「過度な痩せ願望がなくなり、食生活が改善されれば回復する」ということだ。拒食や過食という行動が、学問や臨床の言葉で華麗に語られている現在、まずは、こうしたシンプルかつ基本的な項目を押さえておくことは重要だ。しかし、「過度な痩せ願望がなくなり、食生活が改善されれば回復する」ということがわかっただけでは、〈回復〉を明らかにしたことにはならない。痩せ願望を捨てなさい、普通に食事をしなさいと言われて、それがすぐに実行できるのであれば、誰も摂食障害で苦しんだりはしない。ゴールが見えていても、そのゴールにどうたどりつけばいいのかわからないのは、よくあることだ。

したがって、「認識の変容」（痩せ願望の緩和）や「行動の変容」（食生活の改善）がどのように起きているかをとらえることこそが重要になってくる。私たちが知りたいことは、どのような過程を経て認識や行動が変わっていったのか、回復過程でいったい何が起こっているのか、なのだ。さらに、痩せ願望を捨て、普通に食事をすれば治るとわかっても、そんなことをしたら太り続けてしまうのではないかという恐怖が、摂食障害者を〈回復〉から遠ざけている。回復者たちは、この恐怖をどう乗り越えていたか。

こうしたことを知るためには、回復者の語りにじっと耳を傾けるしかなく、第4章では、一八名の〈回復〉の語りを丹念に紹介した。

これまでの質的研究では、回復は、スピリチュアルな次元（ガレット）、社会のジェンダー構造（浅野）などの大きなテーマと関連づけられていた。本書の語りには、こうした先行諸研究を裏づけるような語りもあった。しかし、本研究の回復者のなかには、スピリチュアルな経験もなく、ジェンダー論の知識もないまま、日々のさまざまな相互作用のなかで〈回復〉している人も多かった。

摂食障害は、この社会のどのような構造下で生み出されるのか、私たちはこの人生をどう生きるのか、という壮大なテーマとも、もちろんつながっている。しかし同時に、本書の語りを振り返ると、次の食事に何をどれだけ食べるかとか、体重計に乗るのをやめるとか、自分を肯定する努力をするなど、日常のミクロな実践の積み重ねや、日々の生活のなかで展開されていく偶然的な出来事が、摂食障害という問題を解消していた。

次に、本書の語りに特徴的だったのは、言説環境との関係性によって達成される回復であった。これについては、第5章で見てきた通りである。

本書では、先行諸研究を継承し、そこで提示されたアイデアのいくつかをより細やかに考察したり、そこにいくつかの物語のバリエーションを加えることができたと思う。これらの〈回復〉の物語を共有することで、今後〈回復〉に至るたくさんの道筋や、新しいサポートシステムも生まれていくはずだ。

1・2　問題を生む物語、問題を解消する物語

本書が明らかにしたように、回復者の語りからは、ある種のストーリーが人々を摂食障害と呼ばれる状態に追いやり、そこからの回復を困難にさせている半面、別のストーリーは人々を〈回復〉へと導いていった。

たとえば、若い女性は「痩せている自分には価値がある／痩せていない自分には価値がない」というストーリーを生きることで、摂食障害になっていく。この背後には、痩せていることは良いことだという社会的プレッシャー、身体は意志の力でコントロールできるという認識などがある。また、何らかの

業績を上げなければ自分には価値がないと人々に思わせてしまう業績主義的な価値観がある。現代社会を生きる多くの人々は、何らかの業績を得ればより多くの他者からの承認が得られる、逆になれば他者の承認を得られないというストーリーを暗黙のうちに生きているのだ。

他方で、人々を〈回復〉へ導いたのは、たとえば、「痩せている自分には価値がある／痩せていない自分には価値がない」というストーリーを脱するような経験であり、それは自己肯定や受容のストーリとして語られていた。そして、お金や美など自分の外に幸福感を求めたり、他者に自己の評価や承認を委ねるあり方に対して、〈ひとりでいても内側にある幸福〉や自己肯定を〈自給自足〉していくことが提案されていたりした。

また、「食べれば治る」という解釈との出会いが、〈回復〉の直接的な契機として語られていることもあった。回復につながる言語的資源を得ることで〈回復〉が達成されることもあるのだ。

語りとは、生きられた経験を映し出す鏡なのではない。ストーリーを語ること、それを演じること、それを聴くことは、独自の文化環境、相互作用、歴史に根ざした、構成的なプロセスである（Mattingly & Garro 2000: 22）。つまり、何かを語るということは、それ自体が現実をつくり出す行為なのだ。そうであるならば、本書で紹介してきた〈回復〉の物語は、回復というリアリティを構築する力をもつはずだ。摂食障害は治療困難な病いとして語られることが多かったが、回復者の語りは摂食障害を、治療困難な病いから回復可能なトラブルへと変換させる効果をもつ。

回復の物語のレパートリーが増えることが、回復という体験・リアリティを増殖させるのであれば、本書は回復に向けた言語的な実践ということになる。摂食障害を生み出し、そこからの回復を困難にさせる物語や、ある特定の回復モデルを相対化し、さまざまな場所でさまざまな形の〈回復〉が生まれるきっかけを提供することは、本書がまさに意図してきたことだ。

1・3　いまあるストーリーからの解放に向けて

社会心理学者のK・J・ガーゲンは、精神医学や心理学の言葉について、次のように述べている。

「われわれは既存の用語法について、重大問題に直面することになる。というのも、『われわれの語り方』は、社会生活のパターンと密接に絡み合っているからである――すなわち、この『語り方』は、特定のことがらを支持し、その他のことがらを生じにくくさせる。したがって、実践的観点からすれば、きわめて重要なことは、心についての一般的な語彙が、人間関係に及ぼす影響を明らかにすることである。すなわち、われわれの目標が人々の生活をよりよいものにすることであるならば、既存の心理言語はその目標にとって有益なのか、それとも有害なのか、という問題である。そして、最も重要なこととして、精神疾患の語彙は、いかなる種類の社会的パターンを促進（あるいは、抑制）するのかを見極めなければならない」（Gergen 1994=2004: 196）。

本書は、ガーゲンが指摘した課題に取り組んだことになる。摂食障害は精神医学や心理学の言葉でばかり語られてきたが、そうした言葉の範囲内で、過食や嘔吐といった行為を語ることの限界を、本書の随所で示してきた。

本書の知見から、摂食障害という現象を解消するための社会学的な実践として、現状の摂食障害言説の書き換えという方向性を導くことができる。摂食障害の予防や回復を社会的規模で実践していくためには、人々を摂食障害に追いやる「個人的信念」、そうした個人的信念を生む「社会的通念」、さらには、専門家たちが摂食障害を解釈してきた「摂食障害解釈」、すなわち、これらの摂食障害をめぐるストーリーを書き換えていくことが、非常に重要になる。個人の治療を目的とする心理療法が、個人がとらわれている物語の書き換えを治療の目的にするのと同様に、社会学的な視座からは、社会的に普及している物語を相対化したり、物語のバリエーションを増やすなどの実践が可能だろう。

このような認識に基づけば、今後、治療や改善の対象となるのは、個々の摂食障害者に限られなくなる。むしろ、これまで摂食障害の言説環境を形成することに大きな影響を与えてきた、そして今後与えうる治療者や専門家の語り方も、議論の対象に含まれてくる。

人々を摂食障害に追いやり、また、そこからの回復を困難にしているストーリーは、摂食障害者を支配するだけではない。専門家、治療者もまた、現代社会のある特定の見方や価値観に支配されるとともに、特定のストーリーの作成に加担させられてきたのだ。

今後は、専門家や治療者が、摂食障害という現象の外部の観察者という立場に安住することは、もはや不可能になるだろう。ただしここでは、こうした指摘を専門家批判のようなネガティヴな意味合いで行いたいのではない。第5章でも述べたが、本書を通じて実現したいことは、専門家たちも、専門家という存在を現在のような形に追い込んできたストーリーから自由になり、多様な語りと実践を展開していくことができる、そんな方向性だ。ここには、専門家にとっても解放がある。

従来の摂食障害研究のあり方、治療のあり方に、そして摂食障害の語り方にパラダイム・シフトが求められている。そして、新しい実践はすでに始まっている。

2　「還元モデル」から「相互作用モデル」へ

本書では、発症から回復に至るまでの経緯をとらえ直してきた。ここで本書の視座を「相互作用モデル」としてまとめていきたい。

私たちは、何気なく始めた趣味にハマッていったり、嫌々始めた仕事に夢中になったりする。また、ある行為を継続し続けると、その行為をやめることに大変な困難を感じるようになったりもする。ある信念をもち始めると、その信念にとらわれるようになることもままある。欲望や執着というものが、偶然的で、行為内在的に強化され、時に膨れ上がっていくものであることは、私たちの日常生活からも明らかだ。逆に、熱心にやっていた活動に急に興味がなくなる、といったこともある。

同様に、摂食障害もまた、瞬間瞬間に生起する行為の積み重ねによって形成され、維持され、解消していく。本書では、このような考察をしてきた。

第1章でも見てきたが、これまで拒食や過食や嘔吐は、遠い要因（幼少期の母子関係や女性をめぐる規範の矛盾など）や深層の原因（無意識や心理的ストレスなど）の表れと見なされがちであった。こうした解釈枠組みを、本書では「還元モデル」と呼びたい。現在の多くの摂食障害解釈は、明に暗に、特に心の問題に還元しようとする「還元モデル」に基づいている。還元モデルは、病理の原因を突きとめ、その原因を駆除することで治癒を試みるプロジェクトになりがちであり、これは、発症を説明するだけに留まらず、治療や回復の方法を限定的なものにしてしまう。

そして、本書で見てきた回復者の語りは、「還元モデル」だけでは理解しきれない。特に第2章・3章では、摂食障害者の特徴や原因と見なされてきた「過度な痩せ願望」「自己コントロール欲求」「低い自己評価」などは、ダイエット開始前からあるのではなく、ダイエットを継続するプロセスや、過食や嘔吐を繰り返すプロセスで立ち現れ、強められていることを確認してきた。

こうしたことから、摂食障害という状態が何に由来するのか、なぜ維持されがちなのか、どのように回復がもたらされるか、という一連のプロセスを考えた場合、「還元モデル」のように遠い要因や深層の原因を遡及的に推測するよりも、まずは、いまのこの状態を組織している行為の具体的な連鎖に目をやるべきなのではないか。摂食障害という状態は、ファッション雑誌を読むこと、体重計に乗ること、ある日の食事を抜くこと、過食をした後に嘔吐をすること、といった日々のひとつひとつの行為の連なりによって、パフォーマティヴに形成され、維持されているものだからだ。

たとえば、自己評価が低かったり、家族関係にトラブルがあるなど、これまで摂食障害になりやすいと指摘されてきたカテゴリーに入る人でも、ダイエットをしなければ摂食障害にはならない。ダイエットを始めても、すぐにやめてしまえば摂食障害にはなれない。ダイエットがうまくいっても、ちょっとしたきっかけで、なんとなくダイエットをやめてしまうかもしれない。単に、ダイエットがつらいとか、好きな異性は痩せている女性が好みではないと知ったとか、カロリー計算が面倒くさくなるとか、学校や職場、趣味などが楽しくなってダイエットへの興味が失せるなど、やめてしまう理由やきっかけは無限にある。他方で、家族関係にも問題がなく自尊心が高かったとしても、たまたまダイエットを始めてその反動で過食し、過食・嘔吐が日常化した後に、過食してしまう自責感から自信を失うこともある。摂食障害を治療しようと努力するうちに家族関係が混乱に陥ることだってある。

　そこで本書では、人と環境の相互作用プロセスに着目したモデルとして、「相互作用モデル」を提示したい。相互作用モデルのメリットとしては、第一に、人々の認識／活動の連鎖に含まれる偶有性（contingency）、すなわち、ほかの状態もありえたのにたまたまその状態であることを説明できる点、第二に、ある特定の条件が摂食障害を生むという決定論を避けることができる点を挙げたい。

　相互作用モデルには、「偶然」とか「たまたま」という出来事の生起の仕方をすくい上げることで、還元モデルにありがちな単純化を回避し、画一的な摂食障害者像や摂食障害解釈を超えていく意図がある。だが、「偶然」を考慮するといっても、それは、摂食障害の発症や維持過程を全くランダムにとらえることを意味しない。人々が摂食障害になりがちな、そして、そこに留まりがちな生活世界があり、そうした世界は、ある特定のストーリーに支配された物語世界であった。本書では、人々が摂食障害に陥りがちな生活世界を抽出してきたし、人々がそうした生活世界を脱する際のおおよその傾向性についても指摘してきたつもりだ。もちろん、人々が回復していく道は多様であり、私が想像もつかないような回復の物語もきっと存在するはずだ。だからこそ、「おおよその傾向性」としかいえない。

　なお、還元モデルが摂食障害理解や回復支援に有効な局面もある。本書は、還元モデルを否定しない。それもまた世界認識のひとつの方法として受け入れ、その有効性も認めている。本書で一貫して問題にしてきたのは、還元モデルは、物事の認識の仕方のひとつにすぎないにもかかわらず、摂食障害は還元モデルの枠内で語られすぎてきた、ということである。還元モデルというひとつのモデルが支配的な状況に異議を申し立てるのが、本書の立場である。もちろん、それがどのようなモデルであれ、特定のモデルが支配的な状況を危惧する以上、本書もまた摂食障害に関するひとつの解釈の試みにすぎない、というポジションを積極的に引き受けたい。

以上、これまで支配的であった還元モデルに代わって、相互作用モデルというオルタナティヴな枠組みを提示したことは、本書の理論的なインプリケーションのひとつである。なお、摂食障害になることもそこから回復することも、社会的相互作用によるという考え方自体は、摂食障害以外の領域では特別に新しいものではない。本書は、ある現象の生起を相互作用論的にとらえる研究群（社会学やほかの人文社会系の諸研究にはそうした研究がたくさんある）の系譜にゆるやかに連なっている。

3　自分自身のヴォイスとは――「解釈権／解決権」を考える

ここでは、浅野千恵（1996）が残した主体性の問題に対して、本書なりに答えていくとともに、本書で用いてきたいくつかの概念（「再請求」「解釈権」「解決権」）について補足を加えたい。

まず、「主体性の問題」とは何であったかというと、従来の理論では、摂食障害者は治療の対象とされるか、女性を抑圧する社会の犠牲者とされ、受動的な弱者として位置づけられてしまう。これが、「摂食障害に陥っている女性たちの『主体性』の問題」（浅野 1996: 204）であり、浅野は、自らが立脚するフェミニズム・ジェンダー論アプローチの限界としても指摘している。

浅野が指摘するように、社会的抑圧や社会統制の結果として、摂食障害と呼ばれうる状態に女性が追いやられているという側面は、現代社会ではいまなお根強い。だが本書では、この社会のなかで、多くの回復者が自己のおかれた状況を変革することで〈回復〉へと至っている姿を示せたことと思う。また、当事者たちが、自らを治療の対象と見なしてきた精神医学、心理学的な摂食障害解釈を消費するだけではなく、それらを批判し、新しい解釈へと更新していく側面を取り上げることもできた。これを指して、本書では摂食障害者の主体性を描くことができた、などとまとめれば、ある水準ではそこそこの説得性をもちうるだろう。だが、そうしたまとめ方はいささか安易だろう。

「受動的―主体的」という区分は、厳密に考えれば、そう簡単に区分けできるものではない。ある切り取り方をした場合に主体的に見える諸行為もまた、別の視点から見れば受動的なものであり、受動的に見える諸行為にも主体性はつねに関与している。本書で見てきた〈回復〉は、つねに主体的・目的的に達成されているわけではなかったし、本書で見てきた回復者たちの摂食障害解釈もまた、回復者たちが主体的に確立したものというより、この時代における摂食障害をめぐる場のようなものの産物だと考える方が現実に即しているだろう。

それでもなお本書では、主体性に類する言葉として「再請求」「解釈権」「解決権」の三つの言葉を援用してきた。振り返ると、A・W・フランクは病む者が自分自身の声を見いだすことを「再請求」（reclaiming）という概念でとらえた（Frank 1995=2002: 107）。浅野は「自己定義権」「解釈権」といった言葉を用いた（浅野 1996: 24）。そして本書第6章では、当事者が自らの問題を自分で解決する力を獲得するという意味合いで「解決権」という概念を用いた。

再請求や解釈権という言葉は、病いや問題からの回復プロセスを扱う社会学にとっては、重要である。問題を抱えていた個人がエンパワメントされ、自ら何かを立ち上げていく、そうした過程をこれらの概念ではとらえることができるからだ。

しかし、これらはあやうい概念でもある。そもそも、私たちは、社会環境にあるさまざまな言説や物語をその場その場で使いながら生きているのであり、論理的には、他者の声と自分自身の声を区別することはできない、と言わざるをえない。私たちの言語的実践は、ありあわせのものをその場その場で用いたブリコラージュなのだから。しかしそれでもなお、自分のヴォイスというものに関するいくつかの概念なしに、私は人々の語りをうまく提示することができない。

「再請求」という概念を用いたフランクもまた、こうした問いを自らに問うている。そして、次のように答えている。

「たくさんの自己の配役の中にあって、いずれの自己が自分『自身』の声を語りうるのだろうか。この問いは面白半分に発せられるものではない。自分自身のものと認められるような声で語ることへの欲求は切実（リアル）なものだからだ。私が見いだした最良の答えは、ナンシー・メアズによって示されている。彼女は、大学の創作科のクラスを訪ねた時にいつも発せられる問い、『あなたはどうやって自分の声＝語り口（ヴォイス）を見いだしたのでしょうか』という問いについて考える。どのような声＝語り口も工夫して作り上げられる性格のものだという議論をめぐらせた後に、メアズは次のように述べる。『私が何を書いたにしても、私はそれを痛みの中で書いたのです。私が何を書いたとしても、それは少し痛みを和らげてくれました。決して十分にではないのだけど』。脱近代の時代になろうとも、私たち一人ひとりの自己が多様なものとなっていようとも、その中には本当の現実の基底が残されている。その名はしばしば痛みと呼ばれる」（Frank 1995=2002: 107）。

これは理論的に十分練られた答えではない。だが、説得力をもつひとつの答え方ではある。「再請求」「解釈権」「解決権」などの言葉を本書では現象を説明するためにのみ用い、それらを学的概念としては十分に練り上げてはこなかった。概念を理論的に詰めていく作業は、そうしたことを得意とする専門家に委ねたいところである。とはいえ、本書では、紹介してきた回復者たちの声を、彼らが自らの痛みのなかで見い出してきた、ある瞬間のヴォイスであると考えたい。

4　主体性と自己責任

本書では一貫して〈回復〉の語りを意義あるものとして評価してきた。しかし、最後にどうしても述べておきたいことがある。それは、回復者が提示する〈回復〉のあり方を、手放しで評価することはできない、という点だ。以下で見ていくように、回復者たちの物語もまた、専門家の物語と同様に、ある種の危険をはらんでいるからだ。

第4章では一八名の〈回復〉の語りを提示したが、第5・6章は、本書があたかも「食べれば治る」という立場にあると読まれてしまう危険がある。そして、「食べれば治る」という解釈には、回復を摂食障害者個人の自己責任の問題として閉じてしまう危うさが、たぶんに含まれている。食べれば治るという解釈は、ある人々には希望をもたらす。しかしすべての解釈と同様に、受けとめ方によっては、いま苦しんでいる人々にとって抑圧的な物語に容易に転じてしまう。

何が語られるかだけではなく、ある語りを、誰が、どのような立場から、どのような状況で語るかは、きわめて重要だ。Kさんたちには「食べれば治る」と言わざるをえない文脈があったのであり、その文脈を含めて彼女たちの語りを理解しなければならない。

当事者の主体性という名の下に、摂食障害やそこからの回復が自己責任に委ねられ、当事者が回復支援のための社会的・医療的な措置の枠外に放置される事態は避けなければならない。個人の自立や解決権が保持されつつ、回復のために当事者たちが利用可能な社会的サポートや医療サービスの整備が求められる。また、回復できない状況にある個々人が、居心地の悪さや恥ずかしさを感じることなく生きていられる空間も必要だ。第4章で見てきたように、回復にとって受容や肯定が重要なのであれば、過食や嘔吐をしているいまを否定するのではなく、そうした状態自体を受容していくことが、回復のプロセスで必要な場合は多い。逆に、過食や嘔吐を過剰に病理化し、病人として過度に保護していくパターナリスティックなあり方も、文脈によっては事態を悪くする。

それぞれの人がおかれている状況は、全く異なるはずだから、言説のレベルでも実践のレベルでも、いくつかの異なる雑多な位相が担保されていなければ、窮屈だ。

本書がはらむ危険性を指摘しておくために、ここで、セラピーについてのガーゲンらの次の文章を引用したい。

「意味の相対性を再認識すること、決定不可能性を受け入れること、意味の多元性を生み出すような探求をすること、そして、不変のストーリーにこだわったり有限のストーリーを探したりする必要がないことを理解することである。『書きかえ』や『語りなおし』は治療的アプローチの第一段階となり、うまく機能しない支配的な物語をより機能的な物語に書きかえることを意味するように思える。しかし、同時に、それは硬直的にものごとを規定する種をまくことになる。どんな文脈でも常に適用できる原則や規則のセットを作り出すことが可能であるかのような幻想を抱かせるかもしれないからである。こうした硬直性こそが、人々や生活や人間関係のなかで経験する困難を生み出す要因となる」（McNamee & Gergen eds. 1992=1997: 211-212）。

どのような物語も、「硬直的にものごとを規定する種をまく」可能性から逃れることはできない。混沌と混乱のうちで苦しんでいる摂食障害者にとって、もし適切な文脈もなく唐突に「食べれば治る」という言葉だけが投げられたら、それはなんと抑圧的なことだろうか。普通に食べられないから苦しんでいる、というのに。

さらに、いままさに苦しんでいる人に本書を突きつけ、回復者はこんなにたくさんいるじゃないかという言葉が投げられたら、苦しむ人は、さらなる苦しみへと追い詰められていくだろう。希望がないことと同様に、無理に希望へと追いやられることもまた、文脈次第では、人々に大変な苦痛を強いることになる。

いま苦しみを抱えている人はみな、過食や嘔吐をやめることもできるし、やめないこともできる。希望をもつこともできるし、希望をもたないこともできる。過食や嘔吐がなくなった後も、自分を悩ませるすべての問題が解決して一気に楽になるわけではない。逆に、過食や嘔吐をしながらだっていまを楽しむことはできる。

そうした〈いま・ここ〉の連なりの先に、新しい地平がふっと現れてくることはよくあることだ。いま見えていないものを信じることは難しいから、ひざを抱えてカタカタ震えているしかない時もある。それがとても長い時間であることもある。けれど、時間や他者や目の前に新たに起こる出来事は、私たちを思ってもみなかった場所へと運んでいく。予想のできない方法で。だからこそ〈回復〉を理論化しつくすことはできないのだ。一気に何もかもが楽になる方法などないが、小さな跳躍はあちこちにある。計量的な社会科学の言葉では説明が難しいような展開が、そういう場所では、日常的に起こっている。

たとえばそんなふうに、つねに開いた風通しの良い場に、拒食や過食という行為をおいてみるのはどうだろうか。行為そのものが変わらないとしても、この行為が私たちにもたらす意味やもたらす感覚が変わるかもしれない。意味が変わり、感じ方が変われば、行為の重みも変わる。すると、新しい視界が開け、何かが動き始める。怖いものはやはりどうしたっていまは怖いと、恐怖と苦しみに苛まれながらしばらくは過ごすかもしれない。あるいは、それまで重かったものが意外と軽く感じられるようになるかもしれない。

本書の随所でも指摘してきたように、過食や嘔吐の語られ方、回復の語られ方は、状況や文脈によって絶えず移り変わるものだ。本書もまた、ある時代のなかで生まれ、さまざまに理解され、誤解され、書き換えられていく、そんな、つねに過渡的なプロジェクトとしての〈回復〉論であった。

あとがき――「闘わない社会学」へのプロローグ

私が最後に過食と嘔吐をした日のことはもうよく憶えていないけれど、おそらく、そこから一五年以上の時間がたとうとしている。これまでたくさんの方に助けられ、こうして本書をまとめることができた。しかし、むしろ本書は、過食や嘔吐を責め立てる人、摂食障害という経験を差別する人、理不尽な治療、いまある摂食障害解釈への疑問等によって生み出された側面が強い。本書の基本的な構想のほとんどすべては私の二〇代に生まれたものだが、当時の私は、それまで受けた治療やいろいろな経験のために、専門家や大人たちの摂食障害の取り扱い方に怒っていた。だから、もしかしたら、本書のどこかには、若かりし頃の私のそんな闘いのモードがかすかに残っているかもしれない。

しかし、闘いで社会は変わるのだろうか。何かを批判して、誰かを告発して、私たちは癒されるのだろうか。本書の元になる原稿を何度も読みかえし、リライトを進めていく長い時間のなかで、私はもうずっとこんなことを考え続けている。そして、元の原稿のところどころに散見される攻撃的な雰囲気が、すっかり嫌になってしまった。論文を書く作業に気持ちをぶつけていくことしかできなかった無力感を、私はまだリアルに憶えている。フェアじゃないことに腹を立てる生真面目かつ窮屈な、若い正義感もよく憶えている。そうした時期もまた、ひとつの通過点として必要だったのだろう。でも、いまの私は、もう別の場所に行きたいのだ。

先行研究を批判し、ほかの専門家と闘い、自己の議論の優位性を主張する。こうした知的ゲームには、学問を押し進めていく力がある。あえてそうしたゲームに乗ることは、研究という営みの作法でもあるから、それ自体を否定しようという気は全くない。けれども、批判や告発の言葉をできるだけ使わずに、やさしい気持ちのままでとは言わないにしても、少なくとも攻撃的ではないスタンスで学問ができないものだろうか。誰かの怒りは別の誰かへと連鎖し、増殖し、循環していく。こうして意味のない攻撃や闘いや競争、そして批判のためだけの批判がたくさん生まれる。研究の領域でも、日々の生活のなかでも。こんな循環から、物事がよくなっていくなんて思えない。

私は、ほかの研究者や臨床家や仲間たち、いま苦しみのただなかにいる人たちと協働して、摂食障害という問題、そして私たちを苦しめるさまざまな生きづらさに取り組んでいきたい、という思いを込めて本書を書き直してきた。立場や学派が違っても、ある問題の解明や解消という目的を共有している者同士が、つながれないはずがない。もしつながれないとしても、無意味に闘い合う必要はない。

こうして私は、闘わない社会学、受容とか信頼をベースにした社会学について考えるようになった。闘わないというスタンスは、受動的・迎合的に維持される種類のものでは決してない。そのポジションを意志的に選択し続けるという、ひとつの力強い実践だ。批判や闘いに安易に流れるよりも（それは時に、あまりにもたやすい）、信頼や希望にぐっと留まり（これは時に、あまりにも難しい）、身近な世界を肯定し、理解不能で理不尽な他者を排除せず、彼らと協働して社会をつくっていく方が、よほど困難なことのように思う。

この種の困難を引き受けていくタイプの社会学としては、どんなプロジェクトが構想できるだろう。いまはまだよくわからないけれど、私は、こうした方向性がはらむ、社会を変えていく力強さや、理不尽な生をも軽やかに飲み込んでいく懐の広さに期待したい。実践となるとそれはとても難しそうだが、自分のできる範囲で、いろいろと工夫しながら、おそらく多くの場合失敗しながら、ゆっくり取り組んでいきたい課題だ。

本書の内容に賛同されない方、自分のポジションを批判されたと感じた他領域の専門家の方もいることと思う。そして、いま苦しんでいる方のなかには、本書のどこかに、何かに不快な思いをされた方がいるかもしれない。かつての私がどのような摂食障害の本を読んでも、漠然とした居心地の悪さを感じていたように。そして本書にも、いくらかの居心地の悪さを感じているように。

けれども私は、そんな方たちを含め、いろいろな方たちと一緒に、摂食障害を初めとした、私たちの生を取り巻く苦しさや喜びに、ささやかなりとも取り組んでいきたいと願っている。少なくともこの点に限っては、非常に多くの方たちと共鳴できるはずだという確信がある。

＊

最後に、本書の執筆の際にお世話になった方々に、この場をお借りしてお礼を述べさせていただきたい。本書は、二〇〇七年九月にお茶の水女子大学大学院人間文化研究科に提出した博士論文「摂食障害からの回復――回復者を対象とした質的調査に基づく社会学的考察」に大幅に加筆、修正を加えたものである。

まず、本書は何より、インタビューに快く応じて下さった方々の協力に負うている。彼らの貢献なくして、本書は生まれなかった。ありがとうございます。

博士論文の審査過程では、お茶の水女子大学の坂本佳鶴恵先生、平岡公一先生、杉野勇先生、井原成男先生、藤崎宏子先生に貴重なご助言をいただいた。坂本佳鶴恵先生には、主査として審査にあたっていただいただけでなく、学部生時代からご指導をいただいてきた。長い時間のなか変わらず見守り続けていただき、大変な励みになっている。藤崎宏子先生には、博士の院生時代以降、現在も特別研究員の受け入れ教官としてご指導いただいている。ありがとうございます。

「禿研究会」では崎山治男さんを初め、先輩方からご助言をいただいてきた。本書の元になった原稿の検討会では、水津嘉克さん、佐藤恵さん、伊藤智樹さん、三井さよさん、福重清さん、星加良司さん、井口高志さん、本多康生さん、三橋弘次さんから非常に有益なコメントをいただいた。理論と実践との合間を縫って、社会学的でありながらもつねに現場を強く意識し続ける先輩方の力量に、若い頃から接することができているのは、本当に幸福なことである。

「非行研」もまた、修士時代から、私にとって最大の学びの場であり続けている。非行研では、ミクロの世界に留まりがちな私に、つねにマクロな視点を開いてもらっている。山口毅さん、平井秀幸さんからは、本書の成立過程で数多くのコメントをいただくとともに、研究上で受けた影響ははかりしれない。彼らからの学びがなければ、私は社会への問題意識を発達させることはできなかっただろう。もちろん、個性的なメンバーが揃う非行研がこうして維持されてきたのは、岡邊健さんの組織力に負うている。

お茶の水女子大学大学院では、西倉実季さん、原葉子さん、宝月理恵さん、そして村尾祐美子さんに、楽しい時間を共有させていただきながら、論文へのコメントを数多くいただいてきた。波平恵美子先生のゼミでも、秦喜美恵さん初め、たくさんの方と有意義な時間を過ごさせていただいた。

東京大学大学院の修士時代には、盛山和夫先生のゼミに所属させていただいた。逡巡ばかりの苦しい時期だったが、先輩たちは楽しく暖かく、振り返るととても贅沢な時間だったと思う。この時間を経ることで、私はそれまで避けてきた摂食障害の研究へと跳躍できた。

そして、本書をリライト中、東洋大学、お茶の水女子大学、東京歯科大学などで講義をさせていただいてきたが、そこではたくさんの学びがあった。たくさんの受講生が、テストの答案やレスポンスカードに自分たちの苦しさを綴ってくれた。私は初めて、多くの若い方がそれぞれの闇を、時にはとてつもない闇を抱えながら生きていることを知った。また、新米講師の私をいつも元気づけてくれたのは、仕事帰りの夜間クラスでも、最前列で学びを楽しんでいるパワフルな社会人学生の方たちだ。闘わない社会学、肯定と承認の社会学、信頼や愛の社会学。今後、私の研究を導いてくれそうなこれらの言葉はすべて、講義中に教壇の上でふっと生まれたものだ。

本研究は、日本学術振興会の研究助成（特別研究員DC2／RPD）による研究成果である。また本書第3章は、明治安田こころの健康財団からの研究助成（二〇〇五年度）にも負うている。日本学術振興会では、優秀若手研究者海外派遣事業にも採択していただき、Karen A. Joe Laidler 教授の指導の下、香港大学での在外研究が実現した。香港大学では、摂食障害について講義をする機会もいただいた。派遺事業のお陰で、いまこうして香港で研究生活を送ることができている。本書を執筆中の香港では、さまざまな国籍のたくさんの人々に本当に親切にしていただいた（Thank you Lavina Lee, Polly Lee and Nelson Lee）。

最後に、新曜社の小田亜佐子さんには、学術論文を書籍として書き直していくプロセスのなかで、非常に有益なコメントをたくさんいただいてきた。ありがとうございました。

二〇一一年二月　香港にて

中村　英代

人名索引

事項索引

た行

な行

は行

ま行

や行

ら行

参考文献

American Psychiatric Association, 1980, *Diagnostic and Statistical Manual of Mental Disorders,* 3rd edition, American Psychiatric Association.

———, 1994, *Quick Reference to the Diagnostic Criteria from DSM-IV,* American Psychiatric Association.（= 1995 高橋三郎・大野裕・染矢俊幸訳『DSM－IV　精神疾患の分類と診断の手引』医学書院.）

American Psychiatric Association, 1993, *Practice Guideline for Eating Disorders,* American Psychiatric Association.（= 2000 日本精神神経学会監訳『米国精神医学会治療ガイドライン——摂食障害』医学書院.）

Anderson, H., 1997, *Conversation, Language, and Possibilities: A Postmodern Approach to Therapy,* Basic Books.（= 2001 野村直樹・青木義子・吉川悟訳『会話・言語・そして可能性——コラボレイティヴとは？セラピーとは？』金剛出版.）

浅野千恵 1995「潜在的商品としての身体と摂食障害」江原由美子編『性の商品化——フェミニズムの主張 2』勁草書房 : 75-109.

——— 1996『女はなぜやせようとするのか——摂食障害とジェンダー』勁草書房.

東淑江・大石まり子・中村このゆ・竹内和子 1990「神経性食思不振症の予後調査——遷延化予測因子としての家族背景と性格特徴」『心身医学』30(4) : 389-394.

Banks, C. G., 1992, "'Culture' in Culture-Bound Syndromes: The Case of Anorexia Nervosa," *Social Science & Medicine,* 34(8) : 867-884.

Bateson, G., 1972, *Steps to an Ecology of Mind: Collected Essays in Anthropology, Psychiatry, Evolution, and Epistemology,* Chandler Publishing Company.（= 2000, 佐藤良明訳『精神の生態学』新思索社.）

Berg, I. K. & Dolan, Y., 2001, *Tales of Solutions: A Collection of Hope-Inspiring Stories,* W.W. Norton & Company.（= 2003 長谷川敬三監訳『解決の物

語——希望がふくらむ臨床事例集』金剛出版.）
Berg, I. K. & Reuss, N. H., 1998, *Solutions Step by Step: A Substance Abuse Treatment Manual,* W.W. Norton & Company.（= 2003 磯貝希久子監訳『解決へのステップ——アルコール・薬物乱用へのソリューション・フォーカスト・セラピー』金剛出版.）
Berman, M., 1981, *The Reenchantment of the World,* Cornell University Press.（= 1989 柴田元幸訳『デカルトからベイトソンへ——世界の再魔術化』国文社.）
Bordo, S., 1993, *Unbearable Weight: Feminism, Western Culture, and the Body,* University of California Press.
Boskind-White, M. & White, W. C., 1983, *Bulimarexia: The Binge/Purge Cycle,* W.W. Norton & Company.（= 1991 杵渕幸子・森川那智子・細田真司・久田みさ子訳『過食と女性の心理——ブリマレキシアは，現代の女性を理解するキーワード』星和書店.）
Bruch, H., 1973, *Eating Disorders: Obesity, Anorexia Nervosa, and the Person Within,* Basic Books.
———, 1978, *The Golden Cage: The Enigma of Anorexia Nervosa,* Harvard University Press.（= 1979 岡部祥平・溝口純二訳『思春期やせ症の謎——ゴールデンケージ』星和書店.）
Brumberg, J. J., [1988]2000, *Fasting Girls: The History of Anorexia Nervosa,* Vintage Books.
Bruner, J., 1986, *Actual Minds, Possible Worlds,* Harvard University Press.（= 1998 田中一彦訳『可能世界の心理』みすず書房.）
Chernin, K., 1985, *The Hungry Self: Women, Eating and Identity,* Times Books.（= 1989 馬場禮子・小野寺敦子訳『ハングリー・セルフ——食べるのが怖いあなたに』協同出版.）
Conrad, P. & Schneider, J. W., [1980]1992, *Deviance and Medicalization: From Badness to Sickness*（Expanded Edition）, Temple University Press.（ = 2003 進藤雄三監訳『逸脱と医療化——悪から病いへ』ミネルヴァ書房.）
Cooper, P. J., 1993, *Bulimia Nervosa and Binge-Eating: A Guide to Recovery, Including a Self-Help Manual for Sufferers,* Robinson Publishing.（= 1997 P. J. クーパー〔小田勝己訳〕・生野照子・西園文『過食症からの脱出——自分で治す実践ガイド』女子栄養大学出版部.）

Cooper, P. J., Coker, S. & Fleming, C., 1994, "Self-Help for Bulimia Nervosa: A Preliminary Report," *International Journal of Eating Disorders,* 16(4): 401-404.

Coupland, D., 1991, *Generation X: Tales for an Accelerated Culture,* St. Martin's Press.（= 1992 黒丸尚訳『ジェネレーションX——加速された文化のための物語たち』角川書店.）

Denzin, N. K. & Lincoln, Y. S. eds., 2000, *Handbook of Qualitative Research* (2nd ed.), Sage Publications.（= 2006a, 平山満義監訳『質的研究ハンドブック1巻——質的研究のパラダイムと眺望』北大路書房. 2006b, 平山満義監訳『質的研究ハンドブック2巻——質的研究の設計と戦略』北大路書房. 2006c, 平山満義監訳『質的研究ハンドブック3巻——質的研究資料の収集と解釈』北大路書房.）

de Shazer, S., 1985, *Keys to Solution in Brief Therapy,* W.W. Norton & Company.（= 1994 小野直広訳『短期療法——解決の鍵』誠信書房.）

———, 1994, *Words Were Originally Magic,* W.W. Norton & Company.（= 2000 長谷川啓三監訳『解決志向の言語学——言葉はもともと魔法だった』法政大学出版局.）

江口重幸・斎藤清二・野村直樹編 2006『ナラティヴと医療』金剛出版.

Eisenberg, L., 1977, "Disease and Illness: Distinctions between Professional and Popular Idea of Sickness," *Culture, Medicine and Psychiatry,* 1: 9-23.

Elias, N., (edited by Schröter, M.), [1987] 1991, *Die Gesellschaft der Individuen,* Suhrkamp Taschenbuch Wissenschaft 974.（= 2000 宇京早苗訳『諸個人の社会——文明化と関係構造』法政大学出版局.）

Emerson, R. M. & Messinger, S. L., 1977 "The Micro-Politics of Trouble," *Social Problems,* 25(2): 121-134.

Epston, D., 1998, *'Catching Up' with David Epston: A Collection of Narrative Practice-Based Papers Published between 1991 & 1996,* Dulwich Centre Publications.（= 2005 小森康永監訳『ナラティヴ・セラピーの冒険』創元社.）

Fallon, P. M., Katzman, A. & Wooley, S. C., 1994, *Feminist Perspectives on Eating Disorders,* The Guilford Press.

Frank, A. W., 1995, *The Wounded Storyteller: Body, Illness, and Ethics,* The University of Chicago Press.（= 2002 鈴木智之訳『傷ついた物語の語り手——身体・病い・倫理』ゆみる出版.）

Freidson, E., 1970, *Professional Dominance: The Social Structure of Medical Care,* Atherton Press.（= 1992, 進藤雄三・宝月誠訳『医療と専門家支配』恒星社厚生閣.）

Fox, N., Ward K. & O'Rourke, A., 2005, "Pro-Anorexia, Weight-Loss Drugs and the Internet: an 'Anti-Recovery' Explanatory Model of Anorexia," *Sociology of Health & Illness,* 27(7): 944-971.

Garner, D. M. & Garfinkel, P. E. eds., 1997, *Handbook of Treatment for Eating Disorders 2/E,* Guilford Press.（= 2004 小牧元監訳『摂食障害治療ハンドブック』金剛出版.）

Garrett, C., 1996, "Recovery from Anorexia Nervosa: A Durkhemian Interpretation," *Social Science & Medicine,* 43(10): 1489-1506.

———, 1997, "Recovery from Anorexia Nervosa: A Sociological Perspective," *International Journal of Eating Disorders,* 21(3): 261-272.

———, 1998, *Beyond Anorexia: Narrative, Spirituality and Recovery,* Cambridge University Press.

George, E., Iveson, C. & Ratner, H., 1990, *Problem to Solution: Brief Therapy with Individuals and Families,* BT Press Book.（= 1997 長谷川啓三・児玉真澄・牛田洋一訳『短期療法の展開――問題から解決へ』誠信書房.）

Gergen, K. J., 1994, *Realities and Relationships: Soundings in Social Construction,* Harvard University Press.（= 2004 永田素彦・深尾誠訳『社会構成主義の理論と実践――関係性が現実をつくる』ナカニシヤ出版.）

Giddens, A., 1990, *The Consequences of Modernity,* Polity Press.（= 1993 松尾精文・小幡正敏訳『近代とはいかなる時代か？――モダニティの帰結』而立書房.）

———, 1991, *Modernity and Self-Identity: Self and Society in the Late Modern Age,* Polity Press.（= 2005 秋吉美都・安藤太郎・筒井淳也訳『モダニティと自己アイデンティティ――後期近代における自己と社会』ハーベスト社.）

———, 1992, *The Transformation of Intimacy: Sexuality, Love and Eroticism in Modern Societies,* Polity Press.（= 1995 松尾精文・松川昭子訳『親密性の変容――近代社会におけるセクシュアリティ，愛情，エロティシズム』而立書房.）

———, 1994, *Beyond Left and Right: The Future of Radical Politics,* Polity

Press（= 2002 松尾精文・立松隆介訳『左派右派を超えて——ラディカルな政治の未来像』而立書房.）

Good, B. J., 1994, *Medicine, Rationality, and Experience: An Anthropological Perspective,* Cambridge University Press.（= 2001 江口重幸・五木田紳・下地明友・大月康義・三脇康生訳『医療・合理性・経験——バイロン・グッドの医療人類学講義』誠信書房.）

Gordon, R. A., [1990]2000, *Eating Disorders: Anatomy of a Social Epidemic,* Blackwell Publishers.

Greenhalgh, T. & Hurwitz, B. eds., 1998, *Narrative Based Medicine: Dialogue and Discourse in Clinical Practice,* BMJ Books.（= 2001 斎藤清二・山本和利・岸本寛史訳『ナラティヴ・ベイスト・メディスン——臨床における物語と対話』金剛出版.）

Gremillion, H., 1992, "Psychiatry as Social Ordering: Anorexia Nervosa, A Paradigm," *Social Science & Medicine,* 35(1): 57-71.

———, 2003, *Feeding Anorexia: Gender and Power at a Treatment Center,* Duke University Press.

Gull, W. W., 1874, "Anorexia Nervosa (Apepsia Hysterica, Anorexia Hysterica)", *Transactions of the Clinical Society of London,* 7: 22-28.

グループ人魚のくつした編, 1998『摂食障害ってなんだろう——それぞれの見方・生き方』三一書房.

Gusfield, J. R., 1989, Burke, K. (edited and with an Introduction by Gusfield J. R.), *On Symbols and Society,* University of Chicago Press.（= 1994 森常治訳『象徴と社会』法政大学出版局.）

浜垣誠司, 2005「外来における摂食障害の簡易精神療法——支持的療法の生理学的一側面」『精神科治療学』20(7): 687-695.

波田あい子・野口裕二・宮本真巳・斎藤学, 2009「座談会 『アディクションと家族』誌の25年を振り返って」『アディクションと家族 特集 アディクションセラピーの四半世紀』25(4): 302-318.

Hepworth, J., 1999, *The Social Construction of Anorexia Nervosa,* Sage Publications.

Hesse-Biber, S., 1997, *Am I Thin Enough Yet?: The Cult of Thinness and the Commercialization of Identity,* Oxford University Press.（= 2005 宇田川拓雄訳『誰が摂食障害をつくるのか——女性の身体イメージとからだビジネス』新曜社.）

Hof, S. van't & Nicolson, M., 1996, "The Rise and Fall of a Fact: The Increase in Anorexia Nervosa", *Sociology of Health & Illness,* 18(5): 581-608.

Hoffman, L., 1981, *Foundations of Family Therapy,* Basic Books.(= [1986]2006 亀口憲治訳『家族療法の基礎理論――創始者と主要なアプローチ』朝日出版社.)

———, 1992, "A Reflexive Stance for Family Therapy," in McNamee, S. & Gergen, K. J. eds., *Therapy as Social Construction,* Sage Publication.(= 1997 野口裕二・野村直樹訳『ナラティヴ・セラピー――社会構成主義の実践』金剛出版 : 23-57.)

———, 2002, *Family Therapy: An Intimate History,* W. W. Norton& Company.(= 2005 亀口憲治監訳『家族療法学――その実践と形成史のリーディング・テキスト』金剛出版.)

本多峰子 2003『拒食症なんかに負けないで――摂食障害で悩み苦しむすべての人に』女子栄養大学出版部.

生野照子 2003「摂食障害と自助グループ」『こころの科学　特別企画　拒食と過食』112: 88-93.

生野照子・新野三四子 1993『拒食症・過食症とは――その背景と治療』芽ばえ社.

石川准 1999『人はなぜ認められたいのか――アイデンティティ依存の社会学』旬報社.

石川俊男・鈴木健二・鈴木裕也・中井勝義・西園文編 2005『摂食障害の診断と治療――ガイドライン 2005』マイライフ社.

伊藤雅之・樫尾直樹・弓山達也編 2004『スピリチュアリティの社会学――現代世界の宗教性の探求』世界思想社.

Janet, P., 1903, *Les Obsessions et la Psychasthénie,* Alcan.

金子元久・熊代永・青野哲彦 1990「摂食障害の心理社会的発症要因と中・長期経過」『心身医学』30(4): 383-388.

神田黎子 1996『どうして食べられないの?――摂食障害で逝ったわが娘の記録』MBC21.

葛西賢太 2002「セルフヘルプのスピリチュアリティ――ささえあい文化の可能性」田邉信太郎・島薗進編『つながりの中の癒し――セラピー文化の展開』専修大学出版局.

樫村愛子 2003『「心理学化する社会」の臨床社会学』世織書房.

加藤まどか 1996「現代日本社会の規範の矛盾構造――摂食障害の事例を

手掛かりとして」『ソシオロゴス』20: 94-113.
——— 1997「家族要因説の広がりを問う——拒食症・過食症を手がかりとして」太田省一編『分析・現代社会———制度／身体／物語』八千代出版 : 119-154.
——— 2004『拒食と過食の社会学——交差する現代社会の規範』岩波書店.
加藤敏 2004「行為遂行的発言としての病名告知」『精神科治療学』19(2): 203-210.
Keski-Rahkonen, A. & Tozzi, F., 2005, "The Process of Recovery in Eating Disorder Sufferers' Own Words: An Internet-Based Study," *International Journal of Eating Disorders,* 37: 80-86.
Keys, A., Brozek, J., Henschel, A., Mickelsen, O. & Taylor, H. L., 1950, *The Biology of Human Starvation* (2 vols), University of Minnesota Press.
Kiesinger, C. E., 1998a, "From Interviewing to Story: Writing Abbie's Life," *Qualitative Inquiry,* 4(1): 71-95.
———, 1998b, "Portrait of an Anorexic Life," in Banks, A. & Banks, S. P. eds., *Fiction and Social Research: By Ice or Fire,* AltaMira Press: 115-136.
切池信夫 2003「心身医学の展望　認知行動療法——神経性過食症における経験から」『心身医学』43(5): 273-280.
——— 2005「摂食障害の認知行動療法とその応用」『精神科治療学』20(8): 785-790.
切池信夫編 2003『摂食障害——治療のガイドライン』医学書院.
Kleinman, A., 1988, *The Illness Narratives: Suffering, Healing and the Human Condition,* Basic Books.（= 1996 江口重幸・五木田紳・上野豪志訳『病いの語り——慢性の病いをめぐる臨床人類学』誠信書房.）
小森康永・野口裕二・野村直樹編 1999『ナラティヴ・セラピーの世界』日本評論社.
黒川昭登・上田三枝子 1998『摂食障害の心理療法——愛情飢餓の克服』朱鷺書房.
Lasègue, E. C., 1873, "On Hysterical Anorexia", *Medical Times and Gazette,* 2: 265-266 and 367-369.
Lee, S., 1995, "Self-Starvation in Context: Towards a Culturally Sensitive Understanding of Anorexia Nervosa," *Social Science & Medicine,* 41(1): 25-36.

Lee, S., 2001, "Fat Phobia in Anorexia Nervosa: Whose Obsession is it?," in Nasser, M., Katzman, M. A. & Gordon, R. A. eds., *Eating Disorders and Cultures in Transition,* Brunner-Routledge: 40-54.

Maisel, R., Epston, D. & Borden, A., 2004, *Biting the Hand That Starves You: Inspiring Resistance to Anorexia/Bulimia,* W. W. Norton & Company.

Malenbaum, R., Herzog, D., Eisenthal, S. & Wyshak, G., 1988, "Overeaters Anonymous: Impact on Bulimia," *International Journal of Eating Disorders,* 7(1): 139-143.

Malson, H., 1998, *The Thin Woman: Feminism, Post-Structuralism and the Social Psychology of Anorexia Nervosa,* Routledge.

Malson, H. & Burns, M., 2009, *Critical Feminist Approaches to Eating Dis/Orders,* Routledge.

圓田浩二 2000「『吐く』という社会的行為――摂食障害者へのインタビューから」『ソシオロジ』44(3): 75-92.

――― 2001「嗜癖としての摂食障害――セルフ・コントロールと強迫する社会」『現代の社会病理』16: 41-53.

Mattingly, C. & Garro, L. C., 2000, *Narrative and the Cultural Construction of Illness and Healing,* University of California Press.

松木邦裕 1997『摂食障害の治療技法――対象関係論からのアプローチ』金剛出版.

松本聰子・熊野宏昭・坂野雄二 1997「どのようなダイエット行動が摂食障害傾向や binge eating と関係しているか？」『心身医学』37(6): 425-432.

松下正明編 2000『臨床精神医学講座 4　摂食障害・性障害』中山書店.

McFarland, B., 1995, *Brief Therapy and Eating Disorders: A Practical Guide to Solution-Focused Work with Clients,* Jossey-Bass Publishers.（= 1999 児島達美監訳『摂食障害の「解決」に向かって――ソリューション・フォーカスト・ブリーフセラピーによる治療の実際』金剛出版.）

McLeod, J., 2000, *Qualitative Research in Counselling and Psychotherapy,* Sage Publications.（= 2007 下山晴彦・谷口明子・原田杏子訳『臨床実践のための質的研究法入門』金剛出版.）

McNamee, S. & Gergen, K. J. eds., 1992, *Therapy as Social Construction,* Sage Publication.（= 1997 野口裕二・野村直樹訳『ナラティヴ・セラピー――社会構成主義の実践』金剛出版.）

Miller, G., 1997, *Becoming Miracle Workers: Language and Meaning in Brief Therapy,* Aldine de Gruyter.

———, 2003, "From Theory to Application: The Constructionist Sociology of Social Problems," 岡田光弘訳「理論から応用へ？——構築主義を採用する社会問題の社会学」『文化と社会』4: 57-81.

Minuchin, S., Rosman, B. L. & Baker, L., 1978, *Psychosomatic Families: Anorexia Nervosa in Context,* Harvard University Press.（= 1987 福田俊一監訳『思春期やせ症の家族——心身症の家族療法』星和書店.）

宮地尚子 2007『環状島＝トラウマの地政学』みすず書房.

Mizrachi, N., 2002, "Epistemology and Legitimacy in the Production of Anorexia Nervosa in The Journal *Psychosomatic Medicine* 1939-1979," *Sociology of Health & Illness,* 24(4): 462-490.

水島広子 2001『「やせ願望」の精神病理——摂食障害からのメッセージ』PHP 新書.

水島典明・石井陽・水野義陽・牧田治郎 1990「神経性食思不振症の難治化要因」『心身医学』30(4): 395-399.

Morgan, H. G. & Russell, G. F. M., 1975, "Value of Family Background and Clinical Features as Predictors of Long Term Outcome in Anorexia Nervosa: Four-Year Follow-Up Study of 41 Patients," *Psychological Medicine,* 5: 355-371.

Morgan, H. G. & A. E. Hayward, 1988, "Clinical Assessment of Anorexia Nervosa: The Morgan-Russel Outcome Assessment Schedule," *British Journal of Psychiatry,* 152: 367-371.

森真一 2000『自己コントロールの檻——感情マネジメント社会の現実』講談社.

——— 2002「自尊心のレトリック——回復本からみた『聖なる自己』の守り方」『ソシオロジ』47(2): 3-19.

Morton, R., 1689, *Phthisiologia seu Exercitationes de Phthisi Tribus Libris Comprehensae,* Samuel Smith.

———, 1694, *Phthisiologia, or, a Treatise of Consumptions,* Samuel Smith & Benjamin Walford.

村上伸治 2003「拒食と過食の治療——身体に注目して」『こころの科学 特別企画　拒食と過食』112: 28-34.

無籐隆・やまだようこ・南博文・麻生武・サトウタツヤ編 2004『ワード

マップ　質的心理学——創造的に活用するコツ』新曜社.
NABA 日本アノレキシア・ブリミア協会編 2002『分析おことわり！　私たちは摂食障害とこんなふうに生きてきた』東峰書房.
中河伸俊 1998「レイベリングからトラブルの自然史へ——逸脱と社会問題の研究へのエスノメソドロジーの影響」『エスノメソドロジーの想像力』せりか書房 : 105-120.
——— 2004「社会病理のミクロ分析」松下武志・米川茂信・宝月誠編『社会病理学の基礎理論』学文社 : 65-81.
中井義勝 2004「中学生，高校生を対象とした身体像と食行動および摂食障害の実態調査　過去 20 年間の比較」『厚生労働科学研究費補助金（難治性疾患克服研究事業）分担研究報告書』: 35-40.
中井義勝・佐藤益子・田村和子・杉浦まり子・林純子 2003「大学と短大の女子学生を対象とした過去 20 年間における摂食障害の実態の推移」『精神医学』45(12): 1319-1322.
——— 2004「中学生，高校生，大学生を対象とした身体像と食行動および摂食障害の実態調査」『精神医学』46(12): 1269-1273.
中井義勝・濱垣誠司・石坂好樹・高木隆郎・高木洲一郎・石川俊男 2001「摂食障害の転帰調査」『臨床精神医学』30(10): 1247-1256.
中井義勝・成尾鉄朗・鈴木健二・石川俊男・西園マーハ文・高木洲一郎 2004「摂食障害の転帰調査」『精神医学』46(5): 481-486.
中村英代 2004a「摂食障害と近代的自己——価値論的コードからの離脱としての『回復』」『アディクションと家族』20(4): 367-376.
——— 2004b「摂食障害とダイエット——ダイエットという行為を継続するプロセスへの着目」『現代社会理論研究』14: 331-341.
——— 2006a「『病いの語り』と『治癒の語り』——摂食障害の「回復者」への質的調査から」『年報社会学論集』19: 165-176.
——— 2006b「病いの経験への意味づけの推移——摂食障害の回復者の語りに基づく社会学的考察」第 25 回日本社会精神医学界　一般演題抄録『日本社会精神医学会雑誌』15(1): 106.
——— 2006c「摂食障害が維持されるメカニズム——因果モデルから継起モデルへ」『明治安田こころの健康財団 研究助成論文集　2005 年度』39: 193-202.
——— 2007「過食症——『がんばらなくていい』ということ，『がんばらないと治らない』ということ」本田由紀編『若者の労働と生活世

界――彼らはどんな現実を生きているか』大月書店 : 253-285.
――― 2008「回復体験記からみる回復者自身による摂食障害解釈――『解決権』の回復」『社会学評論』232: 557-575.
Nasser, M., 1997, *Culture and Weight Consciousness,* Routledge.
Nasser, M., Katzman, M. A. & Gordon, R. A. eds., 2001, *Eating Disorders and Cultures in Transition,* Brunner-Routledge.
信田さよ子 2000『依存症』文春新書.
野口裕二 1996『アルコホリズムの社会学――アディクションと近代』日本評論社.
――― 2002『物語としてのケア――ナラティヴ・アプローチの世界へ』医学書院.
――― 2005『ナラティヴの臨床社会学』勁草書房.
野村佳絵子 2003「自助グループの有効性――摂食障害の場合」『龍谷大学社会学部紀要』23: 25-33.
――― 2005a「摂食障害の概観――既存研究のレヴュー」『龍谷大学社会学部紀要』27: 35-51.
――― 2005b「摂食障害『自助グループ』を考える――アメリカと日本の現状から回復モデルを模索して」『竜谷大学国際社会文化研究所紀要』7: 225-240.
――― 2008『かなりあしょっぷへ、ようこそ！――摂食障害がくれた宝物たち』筒井書房.
野添新一・長井信篤 2002「行動療法の基礎と臨床――摂食障害の回復」『アディクションと家族』19(1): 25-33.
小倉千加子 2001『セクシュアリティの心理学』有斐閣.
小野瀬健人 2003『「食べない心」と「吐く心」――摂食障害から立ち直る女性たち』主婦と生活社.
尾崎弥生 2000『生まれかわるまで――摂食障害とアルコール依存症からの回復記』星和書店.
Orbach, S., 1986, *Hunger Strike: The Anorectic's Struggle as a Metaphor for Our Age,* W.W. Norton & Company.（= 1992 鈴木二郎・天野裕子・黒川由紀子・林百合訳『拒食症――女たちの誇り高い抗議と苦悩』新曜社.）
―――, 1993, *Fat is a Feminist Issue: The Anti-Diet Guide to Permanent Weight Loss,* Berkley Books.（= 1994 落合恵子訳『ダイエットの本はもうい

らない』飛鳥新社.）

Palmer, B., 2005, "Concepts of Eating Disorders," Treasure, J. , Schmidt, U. & Furth, E. V. eds., *The Essential Handbook of Eating Disorders,* John Wiley & Sons: 1-10.

Palmer, R. L., 2000, *Helping People with Eating Disorders: A Clinical Guide to Assessment and Treatment,* John Wiley & Sons.（= 2002 佐藤裕史訳『摂食障害者への援助——見立てと治療の手引き』金剛出版.）

Polivy, J. & Herman, C. P., 1985, "Dieting and Bingeing: A Causal Analysis," *American Psychologist,* 40: 193-201.

Pompili, M., Girardi, P., Ruberto, A. & Tatarelli, R., 2006, "Suicide in Anorexia Nervosa and Bulimia Nervosa," in Swain, P. I. ed., *Anorexia Nervosa and Bulimia Nervosa: New Research,* Nova Science Publishers: 1-26.

Prince, R., 1983, "Is Anorexia Nervosa a Culture-Bound Syndrome," *Transcultual Psychiatric Research Review,* 20: 299-300.

———,1985, "The Concept of Culture-Bound Syndromes: Anorexia Nervosa and Brain-Fag," *Social Science & Medicine,* 21: 197-203.

Root, M. P. P., 1990, "Recovery and Relapse in Former Bulimics," *Psychotherapy,* 27(3): 397-403.

Rorty, M., Yager, J. & Rossotto, E., 1993, "Why and How do Women Recover from Bulimia Nervorsa? The Subjective Appraisals of Forty Women Recovered for a Year or More," *International Journal of Eating Disorders,* 14(3): 249-260.

Rorty, M., Yager, J., Buckwalter, J. G. & Rossotto, E., 1999, "Social Support, Social Adjustment, and Recovery Status in Bulimia Nervosa," *International Journal of Eating Disorders,* 26: 1-12.

Roth, G., [1984] 1993, *Breaking Free From Compulsive Eating,* Plume.（=2000 斎藤学・佐藤美奈子訳『食べ過ぎることの意味——過食症からの解放』誠信書房.）

———, 1991, *When Food is Love,* Dutton Book.（= 1996 斎藤学訳『食べすぎてしまう女たち——「愛」の依存症』講談社.）

西條剛央 2007『ライブ講義　質的研究とは何か——SCQRM ベーシック編』新曜社.

斎藤学 1984『嗜癖行動と家族——過食症・アルコール依存症からの回復』有斐閣.

——— 1989『家族依存症——仕事中毒から過食まで』誠信書房.
——— [1993]1997『家族の中の心の病——「よい子」たちの過食と拒食』講談社.
——— [1995]1998『魂の家族を求めて——私のセルフヘルプ・グループ論』小学館文庫.
——— 2003「講演　過食症の治り方」『アディクションと家族　特集　過食症の治り方』20(3): 271-279.
斎藤学編 [1991]1997『カナリアの歌——自分のからだを愛せない人へのメッセージ』学陽書房.
斎藤清二・岸本寛史 2003『ナラティブ・ベイスト・メディスンの実践』金剛出版.
酒井明夫・下地明友・宮西照夫・江口重幸編 2001『文化精神医学序説——病い・物語・民族誌』金剛出版.
斎藤環 2003『心理学化する社会——なぜ，トラウマと癒しが求められるのか』PHP エディターズ・グループ.
Schwartz, D. M., Thompson, M. G. & Johnson, C. L., 1985, "Anorexia Nervosa and Bulimia: The Sociocultural Context," in Emmett, S. W. ed., *Theory and Treatment of Anorexia Nervosa and Bulimia: Biomedical, Sociocultural, and Psychological Perspectives,* Brunner/Mazel Publishers.（= 1986 篠木満・根岸鋼訳『神経性食思不振症と過食症』星和書店 : 123-169.）
Selvini-Palazzoli, M., 1974, *Self-Starvation: From the Intrapsychic to the Transpersonal Approach to Anorexia Nervosa,* Human Context Books.
下坂幸三 1961「青春期やせ症（神経性無食欲症）の精神医学的研究」『精神神経学雑誌』63: 1041-1082.
——— [1988]2007『アノレクシア・ネルヴォーザ論考』金剛出版.
——— 1999『拒食と過食の心理——治療者のまなざし』岩波書店.
——— 2001『摂食障害治療のこつ』金剛出版.
Sobal, J. & Maurer, D. eds., 1999, *Weighty Issues: Fatness and Thinness as Social Problems,* Aldine de Gruyter.
杉村光子 2000『愛と苦悶の物語——摂食障害の娘との 5 年間』文芸社.
鈴木健二 2005「過食・排出型摂食障害の治療」『精神科治療学』20(7): 675-680.
鈴木裕也 1997『拒食，過食のながいトンネルをぬけて』女子栄養大学出版部.

Swartz, L., 1985, "Anorexia Nervosa as a Culture-Bound Syndrome," *Social Science & Medicine,* 20(7): 725-730.

平英美・中河伸俊編 2006『新版　構築主義の社会学——実在論争を超えて』世界思想社.

武井美智子 2004「心理・生理・行動面からみた摂食障害の慢性化要因」『心身医学』44(12): 911-918.

武井美智子・野添新一 1990「10 年以上経過した神経性食思不振症長期例にみられる問題点」『心身医学』30(4): 401-407.

Tillmann-Healy, L. M., 1996, "A Secret Life in a Culture of Thinness: Reflections on Body, Food, and Bulimia", in Ellis, C. & Bochner, A. eds., *Composing Ethnography: Alternative Forms of Qualitative Writing,* AltaMira Press, 76-108.

富田香里 1997『それでも吐き続けた私』講談社.

Tozzi, F., Sullivan, P. F., Fear, J. L., McKenzie, J. & Bulik, C. M., 2003, "Causes and Recovery in Anorexia Nervosa: The Patient's Perspective," *International Journal of Eating Disorders,* 33: 143-154.

Treasure, J., 1997, *Anorexia Nervosa: A Survival Guide for Families, Friends, and Sufferers,* Psychology Press.（= 2000, 傳田健三・北川信樹訳『拒食症サバイバルガイド——家族，援助者，そしてあなた自身のために』金剛出版.）

Turner, B. S., 1984, *The Body and Society: Explorations in Social Theory,* Basil Blackwell.（= 1999 小口信吉・藤田弘人・泉田渡・小口孝司訳『身体と文化——身体社会学試論』文化書房博文社.）

Vandereycken, W. & van Deth, R., 1994, *From Fasting Saints to Anorexic Girls: The History of Self-Starvation,* The Athlone Press.

若島孔文編 2004『脱学習のブリーフセラピー——構成主義に基づく心理療法の理論と実践』金子書房.

World Health Organization, 1992, *The ICD-10 Classification of Mental and Behavioural Disorders: Clinical Descriptions and Diagnostic Guidelines,* World Health Organization.（=[1993]2009 融道男・中根允文・小見山実・岡崎祐士・大久保善朗監訳『ICD-10 精神および行動の障害——臨床的記述と診断ガイドライン　新訂版』医学書院.）

Wasson, D. H., 2003, "A Qualitative Investigation of the Relapse Experiences of Women with Bulimia Nervosa," *Eating Disorders,* 11(2): 73-88.

Wasson, D. H. & Jackson, M., 2004, "An Analysis of the Role of Overeaters Anonymous in Women's Recovery from Bulimia Nervosa," *Eating Disorders,* 12: 337-356.

Watzlawick, P., 1986, *Vom Schlechten des Guten: Oder Hekates Lösungen,* R. Piper GmbH & Co.（= 1993 佐藤愛・小岡礼子訳『よいは悪い――暗黒の女王ヘカテの解決法』法政大学出版局.）

――, 1978, *The Language of Change: Elements of Therapeutic Communication,* Basic Books.（= 1989, 築島謙三訳『変化の言語――治療コミュニケーションの原理』法政大学出版局.）

Watzlawick, P., Weakland, J. & Fisch, R., 1974, *Change: Principles of Problem Formation and Problem Resolution,* W. W. Norton & Company.（= 1992, 長谷川啓三訳『変化の原理――問題の形成と解決』法政大学出版局.）

White, C. & Denborough, D., 1998, *Introducing Narrative Therapy: A Collection of Practice-Based Writings,* Dulwich Centre Publications.（= 2000 小森康永監訳『ナラティヴ・セラピーの実践』金剛出版.）

White, M. & Epston, D., 1990, *Narrative Means to Therapeutic Ends,* W.W. Norton & Company.（= 1992 小森康永訳『物語としての家族』金剛出版.）

Willig, C., 2001, *Introducing Qualitative Research in Psychology: Adventures in Theory and Method,* Open University Press.（= 2003 上淵寿・大家まゆみ・小松孝至訳『心理学のための質的研究法入門――創造的な探求に向けて』培風館.）

Wolf, N., 1990, *The Beauty Myth: How Images of Beauty Are Used Against Women,* Chatto & Windus.（= 1994 曽田和子訳『美の陰謀――女たちの見えない敵』TBS ブリタニカ.）

Woods, S., 2004, "Untreated Recovery from Eating Disorders," *Adolescence,* 39(154): 361-371.

やまだようこ編 2007『質的心理学の方法――語りをきく』新曜社.

資料1　DSM‐IV の診断基準（米国精神医学会）

【神経性無食欲症（Anorexia Nervosa）】

A．年齢と身長に対する正常体重の最低限，またはそれ以上を維持することの拒否（例：期待される体重の 85％以下の体重が続くような体重減少；または成長期間中に期待される体重増加がなく，期待される体重の 85％以下になる）．

B．体重が不足している場合でも，体重が増えること，または肥満することに対する強い恐怖．

C．自分の体の重さまたは体形を感じる感じ方の障害；自己評価に対する体重や体型の過剰な影響，または現在の低体重の重大さの否認．

D．初潮後の女性の場合は，無月経，つまり月経周期が連続して少なくとも 3 回欠如する（エストロゲンなどのホルモン投与後にのみ月経が起きている場合，その女性は無月経とみなされる）．

▶病型を特定せよ：

制限型：現在の神経性無食欲症のエピソード期間中，患者は規則的にむちゃ喰い，または排出行動（つまり，自己誘発性嘔吐または下剤，利尿剤または浣腸の誤った使用）を行ったことがない

むちゃ喰い／排出型：現在の神経性無食欲症のエピソード期間中，患者は規則的にむちゃ喰いまたは排出行動（つまり，自己誘発性嘔吐または下剤，利尿剤または浣腸の誤った使用）を行ったことがある

【神経性大食症（Bulimia Nervosa）】

A．むちゃ喰いのエピソードの繰り返し．むちゃ喰いのエピソードは以下の 2 つによって特徴づけられる．

(1) 他とはっきり区別される時間の間に（例：1 日の何時でも 2 時間以内の間），ほとんどの人が同じような時間に同じような環境で食べる量よりも明らかに多い食物を食べること．

(2) そのエピソードの間は，食べることを制御できないという感覚（例：食べることを止めることができない，または，何を，またはどれほど多く食べているかを制御できないという感じ）．

B．体重の増加を防ぐために不適切な代償行為を繰り返す，例えば，自己誘発性嘔吐；下剤，利尿剤，浣腸，またはその他の薬剤の間違った使用；絶食；または過剰な運動．

C．むちゃ喰いおよび不適切な代償行為はともに，平均して，少なくとも 3 ヵ月間にわたって週 2 回起こっている．

D．自己評価は，体型および体重の影響を過剰に受けている．

E．障害は，神経性無食欲症のエピソード期間中にのみ起こるものではない．

▶病型を特定せよ：

排出型：現在の神経性大食症のエピソードの期間中，患者は定期的に自己誘発性嘔吐をする，または下剤，利尿剤または浣腸の誤った使用をする

非排出型：現在の神経性大食症のエピソードの期間中，患者は，絶食または過剰な運

動などの他の不適切な代償行為を行ったことがあるが，定期的に自己誘発性嘔吐，または下剤，利尿剤または浣腸の誤った使用はしたことがない

【特定不能の摂食障害（Eating Disorder Not Otherwise Specified）**】**

特定不能の摂食障害のカテゴリーは，どの特定の摂食障害の基準も満たさない摂食の障害のためのものである．例を上げると，

1. 女性の場合，定期的に月経があること以外は，神経性無食欲症の基準をすべて満たしている．
2. 著しい体重減少にもかかわらず現在の体重が正常範囲内にあること以外は，神経性無食欲症の基準をすべて満たしている．
3. むちゃ喰いと不適切な代償行為の頻度が週 2 回未満である，またはその持続期間が 3 カ月未満であるということ以外は，神経性大食症の基準をすべて満たしている．
4. 正常体重の患者が，少量の食事をとった後に不適切な代償行動を定期的に用いる（例：クッキーを 2 枚食べた後の自己誘発性嘔吐）．
5. 大量の食事を噛んで吐き出すということを繰り返すが，呑み込むことはしない．
6. むちゃ喰い障害：むちゃ喰いのエピソードを繰り返すが，神経性大食症に特徴的な不適切な代償行動の定期的な使用はない．

（出典）American Psychiatric Association, 1994（=1995　高橋三郎・大野裕・染矢俊幸訳『DSM－IV　精神疾患の分類と診断の手引』医学書院：205-207.）

資料２　ICD - 10の診断基準（世界保健機関）

【神経性無食欲症（Anorexia nervosa)】

(a) 体重が（減少したにせよ，初めから到達しなかったにせよ）期待される値より少なくとも15％以上下まわること，あるいはQuetelet's body-mass index〔筆者注 BMI〕が17.5以下．前思春期の患者では，成長期に本来あるべき体重増加がみられない場合もある．

(b) 体重減少は「太る食物」を避けること．また，自ら誘発する嘔吐，緩下薬の自発的使用，過度の運動，食欲抑制薬および／または利尿薬の使用などが１項以上ある．

(c) 肥満への恐怖が存在する．その際，特有な精神病理学的な形をとったボディイメージのゆがみが，ぬぐい去りがたい過度の観念として存在する．そして患者は自分の体重の許容限度を低く決めている．

(d) 視床下部下垂体性腺系を含む広汎な内分泌系の障害が，女性では無月経，男性では性欲，性的能力の減退を起こす（明らかな例外としては，避妊用ピルとして最もよく用いられているホルモンの補充療法を受けている無食欲症の女性で，性器出血が持続することがある）．また成長ホルモンの上昇，甲状腺ホルモンによる末梢の代謝の変化，インスリン分泌の異常も認められることがある．

(e) もし発症が前思春期であれば，思春期に起こる一連の現象は遅れ，あるいは停止することさえある（成長の停止．少女では乳房が発達せず，一次性の無月経が起こる．少年では性器は子どもの状態のままである）．回復すれば思春期はしばしば正常に完了するが，初潮は遅れる．

【神経性過食［大食］症（Bulimia nervosa)】

(a) 持続的な摂食への没頭と食物への抗しがたい渇望が存在する．患者は短時間に大量の食物を食べつくす過食のエピソードに陥る．

(b) 患者は食物の太る効果に，以下の１つ以上の方法で抵抗しようとする．すなわち，自ら誘発する嘔吐，緩下薬の乱用，交代して出現する絶食期，食欲抑制薬や甲状腺末，利尿薬などの薬剤の使用．糖尿病の患者に過食症が起これば，インスリン治療を怠ることがある．

(c) この障害の精神病理は肥満への病的な恐れから成り立つもので，患者は自らにきびしい体重制限を課す．それは医師が理想的または健康的と考える病前の体重に比べてかなり低い．双方の間に数ヵ月から数年にわたる間隔をおいて神経性無食欲症の病歴が，常にではないがしばしば認められる．この病歴のエピソードは完全な形で現れることもあるが，中等度の体重減少および／または一過性の無月経を伴った軽度ではっきりしない形をとることもある．

（出典）World Health Organization 1992（=［1993］2009　融道男・中根允文・小見山実・岡崎祐士・大久保善朗監訳『ICD-10 精神および行動の障害――臨床記述と診断ガイドライン新訂版』医学書院．）

著者紹介

中村 英代（なかむら　ひでよ）

1975年　東京生まれ　お茶の水女子大学文教育学部卒業
東京大学大学院人文社会系研究科修士課程修了　修士（社会学）
お茶の水女子大学大学院人間文化研究科博士後期課程満期取得退学
博士（社会科学）
現在　日本大学文理学部社会学科・教授
資格　専門社会調査士・社会福祉士
専攻　社会学　本書『摂食障害の語り』が第11回日本社会学会奨励賞（2012年）著書の部受賞
著書
『社会学ドリル――この理不尽な世界の片隅で』新曜社，2017年；南保輔・中村英代・相良翔編『当事者が支援する――薬物依存からの回復　ダルクの日々パート2』春風社，2018ほか
論文
「『ひとつの変数の最大化』を抑制する共同体としてのダルク―薬物依存からの回復支援施設の社会学的考察」『社会学評論』66(4)，2016年；「私利私欲を手放し，匿名の自己を生きる―12ステップ・グループにおける依存症からの回復」小林多寿子・浅野智彦編『自己語りの社会学――ライフストーリー・問題経験・当事者研究』新曜社，2018ほか
中村英代オフィシャルウェブサイト　http://hideyonakamura.com

新曜社

摂食障害の語り
〈回復〉の臨床社会学

初版第1刷発行　2011年10月10日
初版第4刷発行　2021年 6 月30日

著　者　中村 英代
発行者　塩浦　暲
発行所　株式会社　新曜社
101-0051　東京都千代田区神田神保町3-9
電話 03(3264)4973(代)・FAX 03(3239)2958
E-mail：info@shin-yo-sha.co.jp
URL：https://www.shin-yo-sha.co.jp/
印　刷　長野印刷商工(株)
製　本　積信堂

ISBN978-4-7885-1251-1　C3036

社会学ドリル　この理不尽な世界の片隅で
中村英代 著
A5判220頁 1900円

摂食障害というこころ　創られた悲劇／築かれた閉塞
松木邦裕 著
四六判248頁 2400円

誰が摂食障害をつくるのか　女性の身体イメージとからだビジネス
S・ヘス＝バイバー 著
宇田川拓雄 訳
四六判360頁 2850円

看護実践の語り　言葉にならない営みを言葉にする
西村ユミ 著
四六判244頁 2600円

急性期病院のエスノグラフィー　協働実践としての看護
前田泰樹
西村ユミ 著
A5判196頁 2100円

ライフストーリー研究に何ができるか　対話的構築主義の批判的継承
桜井厚
石川良子 編
四六判266頁 2200円

自己語りの社会学　ライフストーリー・問題経験・当事者研究
小林多寿子
浅野智彦 編
四六判304頁 2600円

精神疾患言説の歴史社会学　「心の病」はなぜ流行するのか
佐藤雅浩 著
A5判520頁 5200円

ドクターズ・ストーリーズ　医学の知の物語的構造
K・モンゴメリー 著
斎藤清二・岸本寛史 監訳
四六判384頁 4200円